AF493633

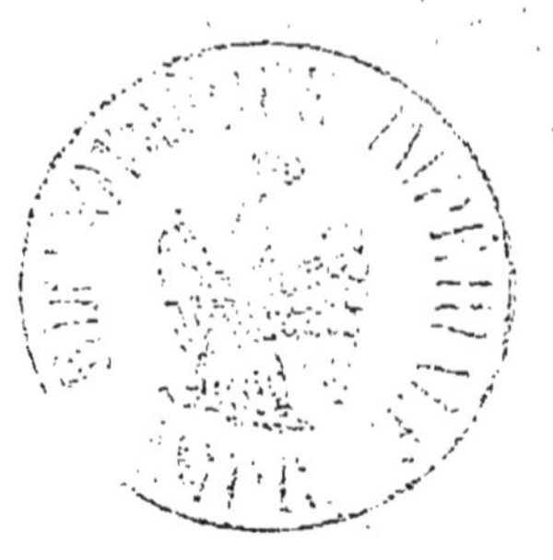

DES

DYSPEPSIES

CORBEIL, typ. et stér. de CRÉTÉ.

DES DYSPEPSIES

PAR

LE PROFESSEUR CHOMEL,

OFFICIER DE LA LÉGION D'HONNEUR,
MÉDECIN HONORAIRE DES HÔPITAUX, MEMBRE DE L'ACADÉMIE DE MÉDECINE,
ET DE LA PLUPART DES SOCIÉTÉS DE MÉDECINE
FRANÇAISES ET ÉTRANGÈRES.

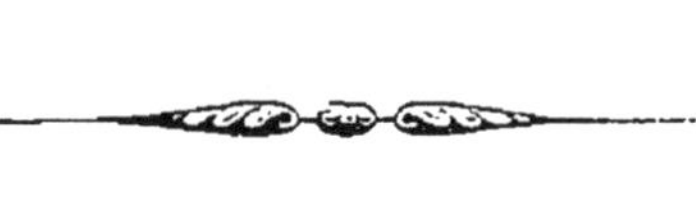

PARIS

LIBRAIRIE DE VICTOR MASSON

17, PLACE DE L'ÉCOLE-DE-MÉDECINE

M DCCC LVII

DES DYSPEPSIES

CONSIDÉRATIONS GÉNÉRALES.

Dans les dix dernières années du dix-huitième siècle et depuis le commencement du siècle actuel, les travaux des médecins ont été presque uniquement dirigés vers l'étude des altérations anatomiques que les maladies apportent dans la structure du corps humain. Une science presque nouvelle est sortie de ces travaux auxquels la médecine française a donné la première et la plus forte impulsion, et fourni la meilleure part. Gloire et reconnaissance à tous ceux qui ont concouru aux progrès de l'anatomie pathologique ! ils ont débarrassé la médecine d'une multitude d'opinions erronées et de théories dangereuses. Ils ont fourni des connaissances précises sur le siége des maladies les plus graves, sur les lésions variées des parties constituantes du corps. Ils ont rectifié ou consolidé la valeur des signes diagnostiques et fourni à la thérapeutique cette première base sur laquelle seule elle peut être solidement fondée. Ils ont distingué les altérations susceptibles de guérison de celles qui ne le sont pas, et éclairé par conséquent le prognostic; ils ont fourni enfin à l'étude des fonctions chez l'homme sain, à la physiologie, des faits plus importants et plus concluants que ne sauraient l'être ceux qui résultent des expériences sur les animaux vivants.

Mais l'application de l'anatomie pathologique et par conséquent son utilité ont leurs limites naturelles. L'anatomie pathologique, n'intervenant qu'après la mort, est de peu de secours dans la plupart des maladies qui n'entraînent pas la perte de la vie, et particulièrement dans celles qui font l'objet de ce livre. Or, leur étude ne saurait avoir une importance moindre que celle des premières : elle en a même, à quelques égards, une plus grande encore, surtout par ce double motif que ces maladies sont *incomparablement plus fréquentes*, et qu'elles sont pour la plupart susceptibles de céder à un *traitement* convenable.

J'ajouterai enfin, qu'étant en dehors du domaine de l'anatomie pathologique, elles sont restées en dehors de l'impulsion imprimée à l'étude des autres maladies, qu'elles n'ont pas été observées avec le même intérêt, et qu'aujourd'hui elles sont moins bien connues que les premières.

Pour ce qui concerne leur fréquence, il serait sans

doute difficile de la déterminer rigoureusement, et sur une grande échelle. Beaucoup de dyspepsies passent inaperçues, soit parce qu'elles ne donnent lieu qu'à des phénomènes locaux, si peu intenses, que les malades n'y font pas attention, et croient ne pas devoir consulter pour un mal si léger, soit enfin parce qu'elles ne se montrent que par des phénomènes sympathiques, qui peuvent tromper le médecin lui-même : d'où il résulte qu'elles sont en réalité beaucoup plus fréquentes qu'elles ne le paraissent. Ce que je puis affirmer, pour ce qui me concerne, c'est que parmi les personnes qui viennent me consulter pour des maladies qui, bien entendu, ne les retiennent pas au lit, un cinquième, au moins, est atteint de dyspepsie, sans que jamais j'aie eu, que je sache, une réputation spéciale à ce sujet. Or, la fréquence d'une maladie ajoute beaucoup à son importance, aux yeux du médecin et au point de vue de l'humanité. Les maladies rares ne sont presque qu'un objet de curiosité ; on les étudie pour ne pas laisser incomplet le tableau des misères humaines, mais avec la pensée qu'on ne les rencontrera peut-être pas une seconde fois dans le cours de sa carrière : elles ne sont pas du domaine de la pratique, *rara non sunt artis*. Il en est tout autrement des maladies *de tous les jours*, de celles que chaque médecin rencontre à chaque pas dans l'exercice de son art. Qu'elles soient graves ou bénignes, ce sont celles-là surtout, comme j'aimais à le répéter dans mes leçons cliniques, qu'il faut étudier avec le plus de soin, sous toutes leurs formes, celles-là qu'il faut bien connaître et savoir traiter. Beaucoup d'entre elles, sans compromettre l'existence, la rendent très-pénible, quelquefois même presque intolérable, par le genre de souffrances qu'elles déterminent, et par leur durée désespérante. Quelques - unes enfin ne sont pas exemptes de danger.

J'en dirai autant sous le rapport de la science. Quelque humble que soit, dans un cadre nosologique, le rang assigné aux maladies qui n'offrent communément, ni périls, ni symptômes très-graves, ni lésion matérielle qui les explique, les dyspepsies présentent en réalité, même au point de vue scientifique, un intérêt très-grand, dans toutes les parties de leur histoire, mais principalement dans la recherche des causes nombreuses et variées qui les produisent, dans les formes très-différentes qu'elles revêtent, dans leur diagnostic souvent difficile, et enfin dans la diversité très-grande, et pourtant rationnelle, des moyens de traitement qu'elles réclament.

Pendant vingt-six années que j'ai passées dans l'enseignement clinique, j'ai saisi avec empressement les occasions qui se sont offertes d'appeler l'attention des élèves et des jeunes médecins sur ce genre de maladies. Mais, il faut le dire, elles sont aussi rares dans les hôpitaux qu'elles sont communes dans la pratique particulière, et cela par un motif très-simple. Les malades pauvres, que leurs souffrances n'obligent pas à garder le lit, ne demandent guère à être admis dans les hôpitaux, et ceux qui s'y présentent dans ces conditions n'y sont que rarement reçus. Dans le but de remplir cette lacune, j'ai, à diverses reprises, consacré plusieurs leçons à l'exposition de ces dyspepsies, que, dans l'exercice de son art, hors des hôpitaux, le jeune médecin rencontrera tous les jours. Cette considération me détermine aujourd'hui à traiter par écrit ce point important de pathologie : c'est une manière encore de continuer mon enseignement ; celle-là, je dois le croire, ne me sera pas enlevée.

Ce que je viens de dire sur l'extrême fréquence de la dyspepsie portera quelques personnes à se demander si, après avoir constamment lutté contre le système de Broussais, je n'arriverais pas moi-même à des idées analogues aux siennes, si je ne verrais pas partout des dyspepsies, comme il voyait lui-même des gastrites et des entérites dans presque toutes les maladies aiguës et chroniques. Mais il me sera facile de me disculper du reproche de ne l'avoir combattu que pour me parer de ses dépouilles. Je n'ai pas le genre d'esprit, je dirai même sincèrement l'espèce de capacité nécessaire pour créer des systèmes, comme je n'ai pas non plus, et je m'en félicite, cette facilité de conviction qui conduit à les subir et à les accepter. Broussais voyait comme point de départ, ou comme phénomène prédominant, dans toutes les maladies aiguës, l'inflammation de l'estomac et des intestins ; il retrouvait cette même inflammation dans la plupart des maladies chroniques ; et les lésions organiques de ces viscères, cancers, végétations, hémorrhagies, invaginations, etc., n'étaient que des formes diverses de la gastrite et de l'entérite. Ces idées que j'ai combattues tant qu'elles ont été en faveur, je suis loin de les accepter aujourd'hui qu'elles sont tombées dans un complet abandon, je devrais dire dans un oubli général. Il m'est facile d'ailleurs de montrer qu'il n'existe aucune similitude entre les gastro-entérites de Broussais et les maladies que je réunis sous le nom de dyspepsies. Celles-ci ne comprennent ni la grande classe des maladies fébriles, affections typhoïdes, exanthèmes aigus, phlegmasies viscérales et membraneuses de toute espèce, ni même la gastrite et l'entérite, parce que les troubles de la digestion qu'on observe dans ces maladies appartiennent à ces maladies diverses, qu'ils ne doivent être étudiés qu'avec elles et qu'il serait illogique d'en traiter à part. Mon sujet est limité à ces dyspepsies qui sont indépendantes de toute autre maladie, soit des organes digestifs eux-mêmes, soit des parties plus ou moins éloignées, à ces cas dans lesquels la dyspepsie, constituant la maladie elle-même, n'est ni *symptomatique* comme dans la gastrite, l'embarras des premières voies, le cancer de l'estomac ou des intestins, ni *sympathique* comme dans les maladies des reins, de la vessie, de l'utérus, du cerveau ou dans les déplacements herniaires. Elle est le résultat de causes très-variées sans doute, mais le plus souvent manifestes et qui, pour la plupart, portent directement leur action sur les organes digestifs. Elle ne comporte pas, comme la gastro-entérite, qui comprenait tous les troubles digestifs, sans exception aucune, quels que fussent leur nature et leur point de départ, un seul traitement, la saignée et la diète ; elle réclame, au contraire, les moyens les plus variés, selon les causes très-diverses qui la produisent ; elle exige dans le médecin qui la traite un esprit d'investigation et de discernement dont Broussais et ses disciples n'avaient ni souci ni besoin.

Notre sujet se trouve donc limité à un seul genre de dyspepsies, celles que nous appelons *essentielles*, malgré l'espèce d'anathème prononcé contre ce mot par le chef de la médecine physiologique. Le mot *essentiel* est aussi nécessaire en pathologie que le mot *symptomatique*, dont la signification est toute contraire. Si l'un est conservé, il est de rigueur que l'autre le soit aussi. C'est d'ailleurs une question de pathologie générale qui ne doit pas prendre place ici. Je rappellerai seulement que la dyspepsie *essen-*

tielle n'a jamais été considérée comme un *être*, pas plus que celle qui est symptomatique d'un cancer de l'estomac, d'une ulcération simple de ce viscère ou de toute autre maladie. Jamais médecin n'a eu pensée semblable, excepté l'homme qui a écrit des volumes pour combattre un fantôme de son invention. Nous avons traité ailleurs ce point de doctrine *in extenso*, et nous renvoyons le lecteur à ce que nous nous en avons dit (1).

Nous diviserons notre sujet en deux parties. La première, qui sera de beaucoup la plus courte, aura pour objet la *dyspepsie accidentelle*, passagère, celle qu'on désigne vulgairement sous le nom d'*indigestion*. Bien qu'elle soit loin d'avoir l'intérêt que présente la dyspepsie habituelle, elle offre aussi dans quelques points un intérêt réel, des faits qui ne sont pas assez généralement connus. Elle appartient d'ailleurs au sujet que nous traitons, et nous ne pourrions l'omettre, sans rendre notre œuvre incomplète, et sans nuire à la description de la dyspepsie habituelle, à laquelle elle se lie par bien des points.

La seconde partie, consacrée à la dyspepsie habituelle, celle qui fait à proprement parler le sujet de ce livre, aura nécessairement beaucoup plus d'importance et d'étendue. La dyspepsie acciden-

(1) *Éléments de Pathologie générale*, Paris. 1856.

telle n'est le plus souvent qu'une indisposition passagère, dont chacun connaît la cause et le remède, et pour laquelle on n'appelle guère le médecin, si ce n'est dans des cas exceptionnels. La dyspepsie habituelle, au contraire, constitue une véritable maladie, de durée souvent longue, qui altère plus ou moins sérieusement la santé, rend nécessaire l'emploi méthodique de toutes les règles de l'hygiène, et quelquefois même le concours de médicaments plus ou moins énergiques.

PREMIÈRE PARTIE.

DES DYSPEPSIES ACCIDENTELLES.

CHAPITRE PREMIER.

DÉFINITION.

Comme nous l'avons dit, la dyspepsie accidentelle n'est autre chose que ce qu'on désigne communément sous le nom d'*indigestion ;* mal que chacun a éprouvé dans le cours de sa vie; dont les causes ainsi que le remède sont plus ou moins connus de tous, et dont il pourrait paraître superflu de parler dans un livre de médecine. Toutefois l'indigestion, examinée dans ses formes diverses, dans ses degrés extrêmes, dans ses terminaisons variées, dans ses causes et dans son traitement, n'est pas indigne de l'intérêt du médecin. Elle l'est d'autant moins, qu'elle ne se montre pas toujours sous des formes évidentes, que son diagnostic n'est pas constamment exempt d'obscurité, et que sur ce point, comme sur d'autres, l'ignorance et surtout l'erreur ne seraient pas sans de sérieux inconvénients, ni toujours sans quelque danger.

Il est un certain nombre d'individus dont les organes digestifs ont une telle énergie, qu'ils peuvent impunément doubler, tripler la quantité des aliments et des boissons, dont ils font habituellement usage, prendre les substances les plus indigestes par elles-mêmes ou par leur mode de préparation, rapprocher ou éloigner presque indéfiniment leurs repas, s'exposer aux causes les plus propres à troubler leurs digestions, sans qu'il en résulte aucune altération locale ou générale dans leur santé, sans qu'ils s'aperçoivent qu'ils digèrent, sans que les évacuations alvines offrent de changements autres que l'augmentation ou la diminution de leur quantité.

Mais il n'en est pas ainsi du plus grand nombre : un repas notablement plus copieux qu'à l'ordinaire, entraîne le plus souvent à sa suite des dérangements qui peuvent porter exclusivement soit sur l'estomac, soit sur les intestins, ou se produire successivement ou simultanément dans toute l'étendue du canal digestif.

Les troubles que produit l'indigestion, offrent des degrés très-divers d'intensité. Dans la forme la plus légère, *digestion laborieuse*, ces troubles se bornent à un sentiment de gêne et de pesanteur qui suit le repas, persiste souvent pendant plusieurs heures, et rend l'individu moins apte physiquement et moralement aux actes ordinaires de la vie. Il s'y joint souvent de la somnolence, de la fatigue, de la soif, un peu d'accélération dans le pouls. La bouche devient pâteuse ou sèche, et l'appétit moindre ou nul au repas suivant, l'évacuation alvine qui suit ces malaises diffère ordinairement de celles qui appartiennent à l'état de santé du sujet, par sa consistance, sa quantité, son odeur.

A un degré plus prononcé, le patient se plaint de distension de l'estomac, de douleurs plus vives à l'épigastre d'abord, puis dans chacun des points du ventre que parcourent les matières alimentaires, de nausées, de vomiturition; quelquefois même il vomit tout ou partie des aliments ingérés. A la suite de ces premiers accidents dont l'estomac est le siége, il accuse des coliques vives suivies de l'évacuation de matières mal élaborées, dans lesquelles on reconnaît souvent une partie des aliments pris au dernier repas. Il n'est pas rare, dans ce degré moyen, de voir le refroidissement général, les sueurs froides, des demi-défaillances, précéder les symptômes locaux et répandre quelque obscurité sur le point de départ, et par conséquent sur la véritable cause du mal. Mais bientôt l'apparition ou la prédominance des douleurs abdominales, des évacuations par haut et par bas, viennent, avec la relation du malade et des assistants, dissiper les doutes.

Dans un degré plus intense encore, l'indigestion peut se montrer avec l'apparence d'une maladie très-grave, soit à raison des douleurs violentes dont l'épigastre et le ventre sont le siége, des vomissements, des selles, soit surtout à raison de l'intensité des phénomènes généraux qui s'y joignent et qui ressemblent, dans quelques cas, aux symptômes du choléra ou de l'hémorrhagie cérébrale.

CHAPITRE DEUXIÈME.

DES CAUSES DE L'INDIGESTION.

L'indigestion peut dépendre de causes très-variées, que nous diviserons en diverses séries :

1° Indigestion par excès dans la quantité des aliments ou des boissons ; c'est la cause la plus fréquente ;

2° Indigestion produite par la mauvaise qualité des substances ingérées ;

3° Indigestion par l'insuffisance de la mastication, de l'insalivation ;

4° Indigestion par le rapprochement de plusieurs repas, surtout s'ils sont copieux ;

5° Indigestion produite par des causes perturbatrices qui agissent après l'ingestion des aliments ;

6° Indigestion produite par la répugnance idiosyncrasique des organes digestifs pour certains aliments.

§ 1. — De l'indigestion produite par l'excès d'aliments ou de boissons.

Lorsqu'un individu est pris d'une indigestion, la première pensée qui se présente à l'esprit, c'est que cet individu a pris trop d'aliments, et en effet, si cette cause n'est pas la seule qui puisse donner lieu à l'indigestion, elle en est du moins la plus commune.

La quantité des aliments et des boissons que chacun peut prendre à ses divers repas n'a rien d'absolu : elle varie aux divers âges, selon le genre de vie, selon que les repas sont plus ou moins rapprochés, selon le degré d'énergie des organes digestifs, selon aussi la disposition journalière de chacun et les conditions particulières dans lesquelles il se trouve. Tel individu prendra et digérera, dans une réunion animée de nombreux convives, le double des aliments et des boissons qu'il pourrait digérer, s'il prenait seul son repas. Mais dans le premier cas comme dans le dernier, il est certaines limites qui ne peuvent être franchies sans inconvénient : chacun en général apprend à les connaître, par sa propre expérience, soit d'après la persistance du besoin qui, pendant le repas, conduit à ingérer encore des aliments, soit d'après la sensation de plénitude qui indique la nécessité de s'en abstenir. Ce que l'homme adulte fait de lui-même et pour lui, la mère de famille le fait pour ses enfants, jusqu'au moment où leur propre raison peut les diriger. Elle retient et modère celui qui demande et prend plus d'aliments que son estomac n'en peut supporter; elle abandonne à son instinct celui qui de lui-même sait demander et refuser à propos. Ces différences se remarquent quelquefois dès la naissance, chez les enfants à la mamelle. L'un, après avoir teté, rejette immédiatement une partie du lait qu'il a pris ; l'autre, au contraire, le conserve en totalité : au premier, il convient de retirer le sein au bout d'un temps déterminé; au second, de le lui laisser jusqu'à ce qu'il le quitte.

C'est surtout dans les classes pauvres que les indigestions sont le plus communes. L'individu qui trouve à peine, dans le produit de son travail, le moyen de satisfaire les besoins de son estomac, cherche une compensation à ses privations journalières, en s'ingurgitant par intervalles, et c'est ordinairement le jour où il touche son salaire, une telle quantité d'aliments et de boissons qu'une indigestion en devient la conséquence inévitable. Les personnes de la classe aisée, dont la table est abondamment servie, se donnent aussi quelquefois la triste satisfaction de manger beaucoup trop, jusqu'à se procurer une indigestion. Toutefois elles vont rarement jusque-là : elles abusent de leur estomac, mais d'une autre façon. En prenant chaque jour un peu plus d'aliments qu'il ne faudrait pour les bien digérer, elles se constituent dans un état de *dyspepsie habituelle*, qui fera le sujet de la seconde partie de ce livre.

L'indigestion résulte quelquefois de l'excès de boissons, comme de l'excès d'aliments solides. Les ivrognes en donnent journellement de tristes preuves. On observe quelque chose d'analogue chez les personnes qui, dans les grandes chaleurs de l'été, surtout après de longues marches au soleil, se laissent aller à boire immodérément, coup sur coup, soit de l'eau, soit tout autre liquide rafraîchissant. Elles sont souvent prises de tous les malaises d'une indigestion, et vomissent en totalité ces boissons fort innocentes en elles-mêmes sans doute, mais nuisibles par leur quantité excessive.

Si l'indigestion résulte quelquefois de l'excès soit d'aliments solides soit de boissons, il est bien plus ordinaire qu'elle soit due à ces deux causes réunies. Le vin et les liqueurs y entrent souvent pour une bonne part; les symptômes de l'ivresse se joignent alors à ceux de l'indigestion.

§ 2. — Indigestion produite par la mauvaise qualité des substances ingérées.

La mauvaise qualité des aliments ingérés est une autre cause d'indigestion. La plupart des individus voués à des travaux manuels, peuvent supporter les aliments grossiers dont ils ont d'ailleurs l'habitude, et les digérer non-seulement sans souffrance, mais de manière à suffire aux besoins d'une assimilation régulière. Au contraire, lorsqu'une personne accoutumée à des aliments délicats, se trouve entraînée par caprice, ou obligée par nécessité, à user de ces aliments grossiers, surtout en certaine quantité, les organes digestifs sont impuissants à les digérer ; ils les rejettent, par le vomissement ou par les selles, très-imparfaitement élaborés. Les hachis, les pâtisseries grasses et insuffisamment cuites, les chairs compactes, comme les rognons, les homards, les viandes trop chargées de graisse, produisent particulièrement ces effets. Chez les mêmes personnes, l'usage inaccoutumé de vins aigris, de bières ou de cidres mal préparés ou mal conservés, et en général de toute boisson mauvaise en elle-même ou détériorée, est une cause analogue de troubles digestifs. Dans la classe ouvrière, au contraire, ces boissons peuvent, ainsi que les aliments grossiers, être prises en abondance, non pas seulement avec impunité, mais avec avantage, comme on le voit dans les campagnes où les piquettes de tous genres, l'eau vinaigrée elle-même, sont parfaitement acceptées par les organes digestifs, surtout dans les saisons chaudes, pendant le travail des moissons, etc., tandis que l'eau pure est ordinairement nuisible.

§ 3. — Indigestion par l'insuffisance de la mastication et de l'insalivation.

L'insuffisance de la mastication et de l'insalivation devient facilement, chez les sujets délicats, et même chez les plus robustes; si elle est portée à son degré extrême, une cause de mauvaise digestion. Les gens qu'une circonstance urgente oblige à manger précipitamment, les enfants qui ne sont pas surveillés, avalent souvent des aliments qui n'ont été ni broyés par les dents, ni mêlés à la salive, et sur lesquels les organes digestifs n'ont qu'une action imparfaite. Les morceaux de viande avalés tout entiers, et surtout les graines enveloppées de leur épiderme (haricots, pois, lentilles), les racines à tissu compacte, les betteraves, les carottes, résistent à l'action des organes digestifs et sont rejetés quelquefois après plusieurs jours, soit par haut soit par bas, tels qu'ils ont été avalés. Les selles des enfants renferment souvent les fragments intacts de carottes. Le célèbre docteur Jeanroy, que l'opinion publique plaçait, au commencement du siècle, au premier rang parmi les praticiens de Paris, m'a rapporté le fait d'un individu qui, *après quinze jours entiers d'un embarras permanent des premières voies*, avec dégoût insurmontable pour toute espèce d'aliments, rejeta, à sa grande surprise, comme à celle de son médecin, une masse de betteraves non altérées, qu'il avait mangées précipitamment à l'époque où le mal avait commencé. Des pois secs ont été rendus entiers par les selles, après un séjour plus long encore dans les intestins.

§ 4. — Indigestion par le rapprochement de plusieurs repas, surtout s'ils sont copieux.

Une cause de tout autre ordre vient souvent porter le trouble dans le travail digestif ; c'est le défaut d'intervallessuffisants entre deux repas. Par contre, on voit quelques personnes, mais le cas est assez rare, qui, lorsqu'elles retardent leur repas, perdent l'appétit et digèrent très-péniblement le peu d'aliments qu'elles prennent à une heure trop tardive. Chez elles, c'est l'éloignement des repas qui devient l'occasion de ces troubles digestifs, qui ne sont pas portés jusqu'à produire une indigestion proprement dite. Il en est autrement du rapprochement trop grand des deux repas principaux ; chacun sait, par expérience, qu'un déjeuner trop copieux et qui se prolonge plus tard que d'habitude, devient, pour celui qui dîne ensuite à son heure ordinaire et surtout en même quantité que d'ordinaire, une cause presque inévitable d'indigestion, ou tout au moins de digestion très-laborieuse. Nous verrons plus tard, en traitant de la dyspepsie proprement dite, la part qui revient dans la production de cette maladie, à l'habitude d'un déjeuner trop copieux et qui n'est séparé du dîner que par un intervalle insuffisant, surtout chez les individus sédentaires et voués aux travaux de cabinet. Il en est de même lorsque, peu de temps après le dîner, une personne se laisse aller à manger de nouveau, à prendre des pâtisseries, choses auxquelles les dames et les enfants ne savent guère résister : une indigestion en est souvent la conséquence, surtout quand ces aliments ont été pris en abondance.

§ 5. — Indigestion produite par des causes perturbatrices qui agissent après l'ingestion des aliments.

Au cinquième rang des causes qui peuvent produire l'indigestion, nous plaçons celles dont l'action s'exerce après le repas. J'ai vu souvent une forte secousse morale interrompre le travail digestif et amener le vomissement des matières alimentaires, ingérées d'ailleurs dans de bonnes conditions. La contention intense de l'esprit peut produire un effet analogue, lorsque l'estomac est naturellement faible ou accidentellement affaibli ; mais souvent ces causes ne font qu'entraver et ralentir la digestion stomacale, sans donner lieu à une indigestion proprement dite. J'en dirai autant d'une grande fatigue physique, d'une marche forcée, immédiatement après l'ingestion des aliments. Chez certains sujets faibles, les rapprochements sexuels, à ce moment, ont eu les mêmes conséquences. Une boisson acide, la limonade, l'orangeade, l'eau glacée, une glace, un verre d'orgeat, ont quelquefois, surtout chez des sujets débiles, des résultats semblables.

Ces causes agissent principalement sur la digestion stomacale, d'autres portent leurs effets sur les intestins. Parmi les personnes que les devoirs de leur profession obligent à se lever la nuit, au milieu de leur sommeil, les médecins, les accoucheurs, par exemple, il en est un certain nombre, qui, dans ces circonstances, sont presque constamment prises de diarrhée, quelles que soient leurs précautions pour se prémunir contre l'impression du froid extérieur. Les aliments déjà sans doute élaborés par l'estomac, et parvenus dans l'intestin sont précipités du point qu'ils occupent vers la fin de cet organe et expulsés rapidement dans un état très-imparfait d'élaboration. On ne doit voir dans cet accident, qui, chez certaines personnes, se reproduit à peu près constamment sous l'influence de la même cause, qu'un trouble passager dans l'action intestinale, et non une entérite aiguë, pas plus qu'on ne doit voir une gastrite aiguë, dans les indigestions avec vomissements dont il a été précédemment question. Car, une phlegmasie, quelque légère qu'elle soit, a une certaine durée, des périodes, un commencement, un état, un déclin : et rien de cela n'existe ici.

Dans ce même ordre de causes il faut placer les bains. Chacun se rappelle les scandaleuses habitudes de l'aristocratie romaine qui, dans les jours de festins, se débarrassait, par l'immersion dans un bain tiède, des aliments dont l'estomac était surchargé, non dans le but excusable de faire cesser la souffrance causée par la plénitude stomacale, mais dans l'intention toute sensuelle et on pourrait dire *brutale*, de se donner une seconde fois la triste satisfaction de manger. Ce grossier raffinement n'est guère connu des modernes gastronomes. Mais il arrive quelquefois que des personnes imprudentes prennent un bain trop peu de temps après le repas et qu'une indigestion en est la conséquence. Ces accidents sont très-rares. Presque tous savent que l'immersion dans un bain trouble la digestion, et s'en abstiennent. On peut même dire qu'on tombe généralement dans l'excès opposé, en exagérant l'intervalle de temps qu'on doit mettre entre le dernier repas et le bain. Or, les personnes faibles, les malades surtout, ont quelquefois besoin, pour supporter convenablement le bain, de prendre, soit au moment d'y entrer, soit quand elles y sont, un peu d'aliment léger, quelques cuillerées, par exemple, de bouillon, ou de potage ou de vin. Le bain ne détermine le vomissement qu'autant que l'estomac contient une certaine masse d'aliments qui exige de sa part un travail de quelque importance. Quelquefois un simple bain de pieds, pris très-chaud, a produit, dans ces conditions, un effet analogue.

Ce n'est pas seulement le bain chaud qui trouble l'action de l'estomac et amène une véritable indigestion. Le bain froid, surtout quand il est prolongé, produit un effet semblable, avec un danger bien plus grand. Il ne se passe pas d'été qu'on n'en voie de tristes exemples, au moment où la chaleur invite au plaisir de la natation. Des jeunes gens, ignorant le danger, ou trop confiants dans leur force, se lancent dans les rivières, et souvent dans les endroits les plus profonds et les plus éloignés des bords, peu après avoir mangé; ils ne tardent pas à ressentir les phénomènes ordinaires des indigestions graves. Leurs mouvements perdent leur énergie et leur régularité; leur cerveau s'embarrasse, leur vue se trouble, la voix leur manque, et s'ils ne sont pas promptement secourus, ils ne tardent pas à être submergés, quelle que soit leur habileté comme nageurs. Ces faits sont si fréquents et si connus, qu'il n'est presque personne qui n'en puisse citer quelques-uns.

Une autre cause qui agit encore et d'une manière analogue sur la digestion stomacale, c'est la soustraction du sang qui survient ou continue, postérieurement à l'ingestion des aliments. Une saignée générale ou locale, pratiquée peu après le repas, est, le plus souvent, suivie du vomissement des aliments. C'est ce qu'on observe surtout chez les sujets qui, après avoir mangé, sont atteints de congestion subite vers le cerveau, et auxquels on ouvre la veine. Mais cet accident a surtout lieu, lorsque, après une application de sangsues, dont les piqûres n'ont pas encore cessé de couler, les malades prennent quelques aliments, même très-légers et en très-petite quantité. Les individus qui commettent cette imprudence sont pris bientôt de malaises, de vertiges, de refroidissements, de défaillances; les personnes qui les entourent s'inquiètent: on court en hâte chez le médecin, et souvent, même avant son arrivée, le vomissement des aliments pris d'une manière aussi intempestive, a fait cesser tout cet appareil effrayant et expliqué la cause à laquelle il se rattachait. Il en serait de même, le plus souvent, d'un narcotique de quelque énergie, pris après le repas.

Il faut encore placer dans le même ordre de causes, l'invasion subite d'une maladie aiguë, sans malaise préalable, peu après un repas copieux ou même ordinaire. Le vomissement des aliments, qui viennent d'être pris, est souvent alors le premier et surtout le principal phénomène qui apparaît. Sous l'influence de la maladie qui débute, l'estomac n'est plus en état de digérer les aliments pris avant son invasion. Le vomissement qui survient peut répandre, pour quelque temps, de l'obscurité sur le diagnostic. Mais si l'on tient compte, à la fois, de l'état d'intégrité des organes digestifs, au moment du repas précédent, de la bonne qualité et de la quantité modérée des aliments ingérés, de ce fait que les accidents généraux ont précédé ou suivi de près l'indigestion, et qu'ils ont persisté et même augmenté après l'expulsion des aliments par une voie ou par l'autre; si l'on se rappelle que le contraire a lieu dans l'indigestion simple, dans laquelle le vomissement est presque toujours suivi d'un amendement très-marqué, on ne peut guère conserver de doute sur le développement actuel d'une maladie aiguë. Inutile d'ajouter que ces doutes ne sauraient plus exister, quand la maladie qui survient se montre avec ses signes caractéristiques : évidemment l'indigestion n'était ici qu'un des *symptômes* de cette affection. Aussi ce fait appartient-il plus au diagnostic qu'à l'étiologie de l'indigestion.

§ 6. — Indigestion produite par la répugnance idiosyncrasique des organes digestifs pour certains aliments.

Nous réunissons dans un sixième ordre toutes les causes d'indigestion qui se rattachent à des idiosyncrasies.

Certaines substances alimentaires parfaitement digestibles pour la généralité des individus, deviennent pour quelques-uns, sans être toujours antipathiques à leur palais, l'occasion constante soit d'un vomissement, soit de selles liquides, dans lesquels on reconnaît le plus souvent la forme, la couleur ou l'odeur de ces aliments, qui semblent avoir sur ces personnes une action toxique, vomitive ou purgative. Et, chose remarquable, dans la plupart des cas, ces matières alimentaires antipathiques aux organes digestifs, sont rejetées *seules* par le vomissement ou par les selles, tandis que les autres sont conservées et le plus souvent bien élaborées. Il semble que l'estomac ou les intestins, par une action *élective*, séparent dans la masse alimentaire, ce qui leur est contraire pour le rejeter, ce qui leur est convenable pour le conserver.

Parmi les faits de ce genre, qui se sont offerts en grand nombre à mon observation, j'en citerai un d'abord qui ne laisse aucun doute, ni sur son authenticité, ni sur cette action singulièrement élective de l'estomac.

Une dame, qui a occupé un rang très-élevé dans la société par l'illustration de son mari sur nos champs de bataille, et qui fut elle-même un type admirable de charité, présentait cette idiosyncrasie remarquable qu'elle ne pouvait pas digérer le beurre qui avait subi l'action du feu, celui par conséquent qui entre sous tant de formes dans la plupart des mets, préparés conformément aux usages culinaires. Au contraire, elle digérait bien celui qu'on sert à part pour être étendu sur le pain; elle en usait même journellement, comme d'un mets de prédilection. Plusieurs fois, à de longs intervalles, ses cuisiniers crurent pouvoir mettre un peu de beurre dans les légumes ou les sauces qu'ils faisaient pour elle, convaincus que sa crainte à ce sujet était imaginaire; et chaque fois, peu d'heures après le repas, le beurre était ramené en nature, dans la bouche, par régurgitation, et devenait un témoignage irrécusable contre le serviteur insoumis, qui s'était permis cette expérience.

J'ai connu plusieurs personnes chez lesquelles le lait était également rejeté, peu après son ingestion, d'une manière constante, dans sa partie caséeuse, soit par la bouche, soit par l'anus, soit par les deux voies successivement, sous forme de fragment de fromage *mou*, parfaitement reconnaissable à sa couleur et à sa consistance. L'intestin et l'estomac n'éprouvent pas toujours simultanément cette répugnance idiosyncrasique, soit pour le lait, soit pour toute autre substance. Elle est, chez quelques sujets, bornée à l'une des deux portions du canal digestif. Quand elle porte sur l'estomac, l'aliment antipathique est rendu le plus souvent par régurgitation et sans douleurs vives. Quand elle a son siége dans les intestins, il se passe communément une ou plusieurs heures avant que les premières souffrances se fassent sentir : elles consistent en des coliques, d'intensité variable, qui parcourent rapidement toutes les circonvolutions intestinales, depuis le duodenum jusqu'à leur extrémité inférieure, et finissent par un besoin pressant d'aller à la selle.

Le nombre des substances antipathiques à l'une ou à l'autre portion du canal digestif est très-considérable. Ces antipathies idiosyncrasiques, chez quelques sujets, peuvent porter à la fois sur plusieurs substances ; elles ne portent, chez la plupart des individus, que sur une seule.

Sans prétendre les énumérer toutes, nous signalerons les principales. Les fruits, et parmi eux le melon, les groseilles, les oranges, les pêches, les fraises, les framboises, les mûres ; quelques légumes, tels que l'oseille, les haricots secs, les oignons ; parmi les aliments provenant de la mer, les homards, les tourteaux, les huîtres, les moules ; parmi les viandes, le veau, qui, chez quelques sujets, produit constamment la diarrhée ; mais surtout les viandes *faisandées*, si recherchées des gastronomes, celles même qui n'ont qu'un léger goût d'*évent*, deviennent pour quelques personnes, un aliment toxique. L'ingestion de ces dernières est promptement suivie de l'expulsion de matières fécales d'une excessive fétidité rappelant celle des viandes putréfiées, et qui présentent cela de remarquable que leur quantité égale à peu près celle de l'aliment toxique ingéré. Les autres aliments pris au même repas sont conservés et bien digérés ; et souvent la selle qui a lieu le lendemain est tout à fait normale.

Chez quelques personnes, tous les aliments acides, les citrons, les tomates, le vinaigre, l'oseille, produisent des perturbations analogues, même pris en très-petite quantité.

La même antipathie a été observée, à un degré très-remarquable, chez un certain nombre d'individus, pour les oignons. Mêlés à des purées, à des coulis, en très-faible proportion, et dissimulés autant que possible par l'art culinaire le plus raffiné, ils ont déterminé des vomissements, chez les personnes douées de cette idiosyncrasie, lors même qu'en les mangeant, elles ne s'étaient pas aperçues que les aliments qu'elles prenaient en continssent la moindre quantité. Leurs organes digestifs étaient plus habiles, que leur palais, à les reconnaître, que les cuisiniers à les dissimuler.

L'usage, surtout exclusif, des aliments maigres, produit chez quelques sujets, l'effet d'un purgatif et il détermine une diarrhée qui ne cesse que par le retour au régime opposé. J'ai donné des soins à l'un des prélats les plus distingués de l'Église de France, chez qui l'usage du maigre produisait constamment cet effet : son idiosyncrasie l'obligeait à ne vivre que d'aliments *gras*, même aux jours où ces aliments sont plus particulièrement interdits, dans la semaine sainte, par exemple, et même le vendredi saint.

Par opposition à ce fait, j'en ai observé d'autres dans lesquels les organes digestifs offraient des antipathies toutes contraires. J'ai connu deux personnes, deux dames plus que sexagénaires, qui, dans les dernières années de leur vie, ne pouvaient digérer aucune viande : elles avaient été conduites à s'en abstenir entièrement, et à vivre exclusivement de légumes et de quelques fruits. Avec ce régime, qui serait insuffisant pour le plus grand nombre des vieillards, elles conservaient leurs forces, elles ne maigrissaient pas, et continuaient à satisfaire aux devoirs de leur position sociale, sans en ressentir de fatigue. Essayaient-elles, de temps à autre, sur les instances de leur famille, préoccupée d'un tel régime, d'y ajouter quelque viande? Il en résultait immédiatement une perturbation assez prononcée pour qu'il fallût renoncer à cette addition.

Dans ces cas, comme, au reste, dans beaucoup d'autres, la répulsion des organes digestifs pour certains aliments n'était pas primordiale. Elle ne se montre même chez quelques personnes qu'à une époque de la vie postérieure aux grands changements que la puberté et l'accroissement apportent dans l'économie. J'ai été consulté, il y a quelques années, par un homme de quarante ans, qui, depuis l'âge de trente-six, ne pouvait plus digérer les œufs. Il les rejetait constamment, non digérés et reconnaissables, par les voies supérieures ou inférieures, soit le jour même où il les avait pris, soit le lendemain, lors même qu'ils n'entraient que pour une faible proportion dans d'autres aliments, dans une panade ou une sauce, par exemple.

De cette première série de troubles digestifs, que nous avons réunis sous la dénomination de dyspepsies accidentelles ou indigestions, il résultera, je pense, la preuve, pour tous, qu'ils ne se rattachent pas à une inflammation de l'estomac ou des intestins, et qu'on ne saurait les confondre avec la forme, même légère, de la gastrite ou de l'entérite.

CHAPITRE TROISIÈME.

SYMPTOMES.

Ce chapitre sera nécessairement fort court; d'abord parce que ce sujet ne réclame pas une longue exposition; ensuite parce que déjà, dans la définition de la maladie (page 12 à 14), les symptômes de l'indigestion ont été sommairement exposés; et enfin parce que c'est particulièrement sous le rapport du diagnostic que le mal offre de l'intérêt, et que ce point se trouve discuté dans le chapitre consacré aux causes.

Les symptômes de l'indigestion ont d'abord cela de particulier qu'ils surviennent, en général, soit immédiatement, soit peu de temps, quelques heures, par exemple, après un repas, ordinairement trop copieux, trop rapproché du précédent, ou troublé par quelque circonstance appréciable, quelquefois dans la nuit suivante, rarement plus de douze ou vingt-quatre heures après.

Mais dans quelques cas, il peut se passer plusieurs heures et même un jour entier pendant lesquels les troubles sympathiques se montrent seuls.

L'anxiété, la céphalalgie, la dyspnée, les palpitations du cœur, la précipitation du pouls et quelquefois l'irrégularité de ses battements, la défaillance même, une sorte de vague dans les idées, un demi-délire, des mouvements désordonnés et presque convulsifs, l'engourdissement des membres, quelquefois un affaiblissement général ou partiel pouvant simuler la paralysie, même dans sa forme hémiplégique, peuvent faire craindre quelque chose de bien autrement sérieux qu'une indigestion, jusqu'au moment où l'expulsion, par haut ou par bas, des aliments accumulés dans les voies digestives vient dissiper, comme par enchantement, ces désordres dont il était si naturel de s'effrayer. Au bout de quelques heures, il ne reste plus au patient qu'un sentiment de fatigue des organes digestifs, de faiblesse générale, qui l'oblige à de grands ménagements dans son régime pendant quelques jours, et lui sera, s'il est sage, un bon avertissement pour l'avenir.

Il est des sujets chez lesquels l'indigestion est un accident rare, et qui ne se produit que sous l'influence d'une ou de plusieurs causes déterminées, qu'il suffit d'éloigner pour que le mal ne se reproduise plus. Mais il en est d'autres chez lesquels il revient souvent, facilement, et sous l'influence de causes légères en apparence et variées. Ces causes devront être recherchées avec soin par le médecin; car de leur connaissance devra dépendre toute la prophylaxie. Si nonobstant l'éloignement scrupuleux de ces causes, les troubles digestifs continuent à se reproduire, le médecin sera conduit à craindre que ces désordres ne se rattachent à quelque maladie encore obscure, à une lésion organique commençante, ou tout au moins à quelque phlegmasie chronique, dont un examen attentif lui révélera, soit actuellement, soit plus tard, l'existence.

CHAPITRE QUATRIÈME.

TRAITEMENT DE L'INDIGESTION.

L'indigestion est une maladie courte; celui qui en est atteint en connaît ordinairement, comme nous l'avons dit, la cause : il sait qu'elle se jugera promptement, par une voie ou par l'autre; il n'a pas recours au médecin, qui n'est consulté que par exception, lorsque les accidents présentent une intensité insolite, ou que, portant sur des organes plus ou moins éloignés, il en résulte des doutes sur la cause et le point de départ du mal.

Dans les cas de ce genre, quand le médecin appelé auprès du malade a été convenablement renseigné sur les circonstances dans lesquelles la santé s'est dérangée, il parvient en général facilement à savoir à quoi il a affaire, surtout dans les cas où les souffrances, comme il arrive le plus souvent, ont leur siége uniquement ou principalement dans les voies digestives. La thérapeutique est nécessairement fort simple : on fait prendre au patient, par petites doses, une boisson légèrement aromatique, comme l'infusion de feuilles d'oranger ou de thé.

Sous l'influence de cette boisson et avec un peu de patience, de deux choses l'une, ou bien la digestion s'achève, tant bien que mal, ou bien les nausées, les vomissements se produisent, et l'estomac se débarrasse, par un ou plusieurs efforts, des aliments qui le surchargent. Dans d'autres cas, ces aliments, mal élaborés, sont poussés dans les intestins, où les douleurs abdominales annoncent leur passage. Des frictions sèches ou huileuses sur les points douloureux, des lavements émollients hâtent l'expulsion de ces matières, qui est suivie, le plus souvent, d'un soulagement immédiat.

Dans les cas où le mal a plus d'intensité et détermine, dans les régions stomacale ou intestinale, des douleurs vives, on cherche à les modérer par des applications chaudes sur les points douloureux, des linges, des flanelles, des cataplasmes, renouvelés à mesure qu'ils perdent de leur chaleur. Si l'estomac paraît impuissant à se délivrer du poids qui le surcharge, ou s'il ne s'en débarrasse qu'incomplétement, on aide au vomissement en faisant boire au malade un ou plusieurs verres d'eau chaude, à laquelle on ajoute quelques gouttes d'eau spiritueuse de mélisse ou de cologne, dont la saveur désagréable et l'action tonique provoquent, le plus souvent, l'effet désiré.

Dans quelques cas plus sérieux, chez des sujets irritables, l'excitation qu'a subie l'estomac ou l'intestin se prolonge après l'expulsion des matières alimentaires, les douleurs persistent, les efforts de vomissement se prolongent, des selles liquides se répètent pendant plusieurs heures.

On doit opposer à cette irritation consécutive, l'abstinence entière de toute boisson, des quarts de lavements mucilagineux. Si ces moyens restent insuffisants, on fait prendre au malade, par la bouche si le mal porte particulièrement sur l'estomac, en lavements s'il porte sur les intestins, une petite dose d'opium ou de quelque autre narcotique, 1 à 5 centigrammes par exemple, d'extrait thébaïque, dissous dans une petite quantité d'un véhicule, agréable ou mucilagineux, selon la voie par laquelle on l'administre, et l'on voit promptement céder les dernières traces du mal.

Dans le cas où des accidents cérébraux intenses, comme le délire, l'assoupissement, accompagneraient l'indigestion, et où l'ivresse ne pourrait être soupçonnée, il conviendrait de promener des rubéfiants sur les membres, de favoriser le vomissement par les boissons aqueuses ; et dans le cas d'impuissance de l'estomac à se débarrasser des aliments qui le distendent et de persistance des accidents cérébraux, on devra ne pas hésiter, si l'état du pouls et de la chaleur y engageaient, à pratiquer une saignée du bras, moyen exceptionnel, sans doute, et dont on ne doit user qu'avec une extrême réserve, mais qui, dans ces cas, comme nous l'avons dit, devient le vomitif par excellence.

L'émétique est rarement nécessaire dans l'indigestion pour débarrasser l'estomac des matières alimentaires qu'il contient. Il faut toutefois se rappeler quelques cas fort rares, comme celui du docteur Jeanroy, dans lequel, après l'ingestion de substances indigestes, mal mâchées et prises en quantité considérable, le malade est resté pendant quinze jours sans pouvoir prendre d'aliments, et avec un sentiment de plénitude stomacale, qui n'a cédé qu'à un vomitif énergique : sous l'influence de ce moyen, le malade du docteur Jeanroy rendit, comme nous l'avons dit, une masse considérable de betteraves, très-facilement reconnaissables et qui n'avaient encore subi que peu d'altération.

Du reste, en dehors de ces cas exceptionnels, le traitement des accidents qui résultent d'une indigestion, est à peu près le même, quelles que soient les causes qui y aient donné lieu. La considération des causes, au contraire, fournissant des indications diverses, selon les cas, est d'une grande importance, relativement à la prophylaxie ; car chez le plus grand nombre de sujets, si de nouvelles indigestions ont lieu, ce sera, le plus souvent, sous l'influence de la même cause qui aura déterminé la première.

L'indigestion est-elle le résultat de la trop grande quantité d'aliments pris à un même repas ? L'individu, s'il a quelque sens, devra voir là une limite qu'il ne peut dépasser sans inconvénient ; s'il en est dépourvu, que pourraient sur lui les meilleurs conseils de la médecine, de la morale, de la religion ? S'il s'agit d'un enfant, ou d'un individu que la maladie ou la vieillesse aura réduit à des conditions mentales analogues à celles de l'enfance, ce sera aux personnes qui le surveillent à mieux régler son régime. Mais quels moyens employer vis-à-vis de l'ouvrier, en possession de toute sa liberté, pour l'amener à une tempérance qui lui serait si utile ? Les conseils les meilleurs ne lui manquent pas : ils lui viennent de toute part. La sobriété est, en quelque sorte, le pivot de sa santé, de sa bonne conduite, de son renom, de l'aisance de sa famille, et le gage de son avenir. Tous comprennent cela ; nonobstant, le plus grand nombre n'en conserve pas moins ses funestes habitudes. Pourrait-on espérer chez nous, chez notre race, essentiellement indocile et railleuse, quelque succès de ces associations de tempérance qui, chez nos voisins d'outre-mer, ont déjà amené des résultats encourageants ? J'oserais à peine l'espérer ; mais toujours serait-ce une bonne action que de le tenter ; ce serait un grand titre à l'estime et à la reconnaissance publiques, que d'y réussir.

Il en est de même de la mauvaise qualité des aliments ou des boissons ; elle fournit l'indication très-formelle de renoncer à leur usage, ou de les restreindre au moins à de si petites quantités qu'il n'en résulte aucun trouble sérieux. Les pâtisseries grasses, la chair des homards, les boissons mal fermentées, prises en petite proportion, mais avec d'autres aliments plus digestibles, peuvent encore être passablement digérées.

Si l'insuffisance de la mastication et de l'insalivation n'a été qu'accidentelle, si elle n'est pas dans les habitudes des individus, un simple avertissement pourra prévenir le retour de nouveaux accidents semblables. Mais si elle est habituelle, il devient très-difficile d'en triompher, comme nous le verrons plus loin dans le chapitre consacré à la dyspepsie habituelle.

Les indigestions qui résultent du rapprochement accidentel de deux repas, celles qui sont dues à l'action de causes perturbatrices, telles qu'un bain tiède ou froid pris peu de temps après l'ingestion des aliments, sont encore de celles qu'un avertissement prévient ordinairement et qui ne se renouvellent que rarement.

On doit en dire autant de celles qui résultent de l'ingestion de substances antipathiques aux organes digestifs, et dont nous avons signalé de nombreux exemples. Le plus souvent, d'ailleurs, une sorte d'instinct éloigne de l'usage de ces aliments les personnes auxquelles ils sont contraires; elles ne les trouvent pas agréables au goût, et dès lors la raison n'a pas besoin de grands efforts pour y renoncer entièrement. Le souvenir du passé apprend à ces sujets à s'abstenir d'un aliment qui leur est manifestement contraire.

J'ajouterai seulement que chez certains individus ces antipathies n'ayant pas toujours existé, il peut y avoir lieu de chercher avec prudence, à les surmonter ; que quelquefois on a cru à une répugnance invincible, là où il n'y avait qu'éloignement imaginaire, et qu'il a été possible d'en triompher. Beaucoup d'adolescents et d'adultes digèrent parfaitement des aliments qui, dans leur enfance, étaient constamment repoussés par l'estomac ou les intestins. L'homme n'est pas sûr d'avoir toujours à choisir ses aliments ; il est donc sage qu'il fasse ses efforts pour réduire le plus possible le nombre de ceux qui lui inspirent de la répugnance et lui paraissent indigestibles. Seulement il faut le faire avec mesure, et ne pas lutter indéfiniment contre les dispositions permanentes de nos organes.

Chacun doit savoir les aliments qui conviennent le mieux à son organisation et dans quelle quantité il doit les prendre. Telle personne a besoin d'aliments plus toniques ou plus assaisonnés, de boissons fortes, de vins généreux, de quelques liqueurs alcooliques pour bien digérer ; telle autre, au contraire, ne digère bien que les aliments les plus doux et les boissons presque aqueuses. A l'un le régime végétal, à l'autre les substances animales conviendront mieux. L'habitude, il faut le reconnaître, a sa part dans ces dispositions diverses, qui ne sont pas toujours complétement primitives, et qui, s'étant établies peu à peu, peuvent être susceptibles aussi d'être graduellement modifiées. Une alimentation mixte convient davantage au plus grand nombre, et le médecin doit tendre à y ramener avec précaution les individus qui s'en sont éloignés par goût ou par théorie.

Le choix des boissons appelle aussi l'attention. Le vin, le cidre et les autres liqueurs fermentées, qui, comme la bière, ont été inventées par l'industrie dans les pays qui ne fournissent ni vin, ni cidre, sont généralement utiles pour aider à la digestion. Elles sont indispensables aux personnes qui en ont contracté l'habitude, comme à celles qui passent d'une vie plus ou moins calme, à une vie très-active, du métier de cultivateur, par exemple, à celui de soldat en campagne : ici l'usage des boissons fermentées devient indispensable, ainsi qu'une nourriture plus forte, où la viande entre pour une bonne part. L'eau pure, qui a été la boisson primitive du genre humain, et qui est encore celle d'un assez grand nombre de personnes, parmi les femmes principalement, peut suffire à leurs bonnes digestions. Mais il n'en est pas de même pour les personnes qui n'en ont pas l'habitude.

Je me rappelle en avoir fait l'expérience sur moi-même. A une époque où j'éprouvais fréquemment quelques signes de pléthore cérébrale, je crus devoir supprimer la petite quantité de vin que je mêle, dans la proportion d'un tiers, à l'eau que je bois à mon repas. Dès le premier jour je ressentis quelque pesanteur d'estomac, dont je cherchai la cause dans la qualité ou la quantité des aliments que j'avais pris. Le lendemain, je me tins à des aliments plus légers et en quantité moindre : ma digestion fut cependant plus pénible que la veille. Le surlendemain, je diminuai de moitié les aliments plus légers encore auxquels je m'étais réduit : les malaises épigastriques ne firent qu'augmenter. Alors seulement la pensée me vint que tout cela pouvait dépendre de la privation de vin. Je me remis le quatrième jour à l'eau rougie, à mes aliments accoutumés, et je me trouvai immédiatement délivré de cette espèce de dyspepsie passagère qui avait constamment augmenté pendant trois jours, et dont la cause ne me laissa plus de doutes.

Si une simple modification dans un point quelconque du régime, comme celui que je viens de signaler, suffit pour troubler les digestions, il en est à plus forte raison de même lorsqu'un *changement considérable* est apporté, sans transition et simultanément, dans le choix et la quantité des aliments et des boissons, comme on l'observe chez les personnes pour qui un changement de pays, de climat, de position sociale, entraîne inévitablement un changement plus ou moins complet dans le régime alimentaire ; l'estomac ne se prête pas toujours à des revirements aussi entiers et aussi soudains, et un trouble plus ou moins sérieux des fonctions en est souvent la conséquence.

Nous bornons là ces considérations, plus longues déjà que nous ne nous l'étions proposé, sur les dyspepsies accidentelles. Elles ne devaient être et elles ne constitueront qu'un chapitre accessoire, une sorte d'introduction à la fois et de complément à l'étude des dyspepsies habituelles, qui est le véritable objet de ce livre.

DEUXIÈME PARTIE.

DES DYSPEPSIES HABITUELLES.

CHAPITRE PREMIER.

DÉFINITION.

Je désigne et comprends sous ce nom les troubles persistants des fonctions digestives qui se montrent sous des formes très-variables, indépendamment de toute autre maladie appréciable soit des organes mêmes de la digestion et de ceux qui concourent avec eux à cette fonction, tels que les glandes salivaires, le foie, le pancréas, soit de ceux qui ne leur sont associés que par les lois de la sympathie. En conséquence, seront en dehors de notre sujet, tous les troubles digestifs qui se rattachent aux inflammations diverses de l'estomac, des intestins et du péritoine, à l'embarras gastrique et intestinal, aux lésions organiques de ces viscères, ulcérations secondaires ou primitives, cancer, ramollissement, végétations, rétrécissement, présence de corps étrangers venus du dehors ou formés au dedans, etc. Il en est de même des troubles digestifs qui accompagnent les maladies du péritoine, des viscères abdominaux, et en particulier des reins, de la vessie, de l'utérus, et qui donnent souvent lieu à des vomissements si intenses qu'ils semblent constituer le symptôme prédominant. Je ne rangerai pas non plus dans les dyspepsies essentielles, celles qui sont dues au relâchement des parois abdominales, consécutif à l'ascite ou à la grossesse. Dans ces derniers cas, l'absence de soutien convenable peut entraîner dans les fonctions digestives, des désordres ordinairement modérés, mais persistants, dont le meilleur remède est l'emploi méthodique d'une ceinture qui comprime modérément le ventre et supplée à l'action affaiblie des muscles abdominaux. Ici la dyspepsie n'est évidemment que secondaire. Il en sera de même et à plus forte raison de ces troubles gastriques et intestinaux qui sont dus à l'existence manifeste ou obscure de hernies abdominales, sur lesquels nous reviendrons avec une certaine étendue, au chapitre consacré au diagnostic. — J'en dirai autant de ces désordres des digestions qui surviennent dès le principe des maladies aiguës, des phlegmasies thoraciques ou cérébrales, des fièvres continues ou intermittentes, à une période avancée, de toutes les lésions organiques, des altérations graves du sang et des autres liquides de l'économie. Elles entraînent inévitablement dans les fonctions digestives, comme dans l'assimilation, des perturbations symptomatiques, tout aussi grandes, et le plus souvent plus sérieuses que celles qu'on observe dans les dyspepsies proprement dites.

Je dois encore placer à côté des dyspepsies symptomatiques, celles qui, sans être liées à une maladie, ne sauraient non plus être considérées comme essentielles. Telles sont celles qu'on observe chez beaucoup de femmes dans le cours de la gestation; telles encore celles qui, en dehors de la grossesse, surviennent constamment chez quelques femmes aux époques mensuelles et sont marquées par l'inappétence, les nausées, les vomissements ou la diarrhée. Elles sont évidemment sympathiques des conditions particulières dans lesquelles se trouve alors la matrice : les voies digestives ne sont atteintes que secondairement.

En montrant ainsi, d'une manière explicite, ce qui est en dehors de notre sujet, on appréciera mieux les limites dans lesquelles il est renfermé. Il ne comprend que les troubles digestifs, qui, ne se rattachant à aucune autre maladie appréciable, sont le résultat de causes généralement manifestes, agissant sur les voies digestives : elles justifient ainsi le titre d'*essentielles* que nous leur donnons, pour les distinguer nettement des autres dyspepsies que tous les médecins désignent sous le nom de *symptomatiques*.

A une certaine époque de la vie, où les organes digestifs subissent l'*influence commune des progrès de l'âge*, il n'est pas rare de voir survenir une dyspepsie qui ne cédera qu'à un changement sérieux dans le régime suivi jusqu'alors, et qui n'est accepté généralement qu'avec difficulté et résistance. Beaucoup de vieillards ne veulent pas comprendre qu'il y ait nécessité pour eux de faire aujourd'hui autrement qu'ils n'ont fait hier. Il leur en coûte surtout de diminuer leur premier repas, celui où l'appétit est le meilleur. Et cependant, comme nous l'avons déjà fait remarquer, la longueur des digestions augmentant avec l'âge, il faut à mesure qu'on avance dans la vie, manger *moins souvent*. Tout au plus le vieillard peut-il, une fois le jour, manger à sa faim, et dans ce cas, le mieux serait sans doute de placer ce repas au milieu du jour, et préférablement encore vers deux heures de l'après-midi, c'est-à-dire à distance à peu près égale des heures du lever et du coucher. Mais dans les habitudes actuelles de la classe aisée, le choix n'est pas complétement libre. Le vieillard tient et aime à prendre ses repas à l'heure de tous ; il se trouve obligé, pour attendre le second repas, de faire le matin un déjeuner qui doit être très-léger. En conservant le régime d'un âge moins avancé, beaucoup de vieillards seraient inévitablement atteints de dyspepsie ; ils doivent le modifier graduellement. Toutefois, en fait de régime, il n'y a pas de règle sans exception, nous l'avons déjà dit. Parmi les vieillards, il en est quelques-uns qui conservent, selon l'expression vulgaire, un estomac de fer, et qui peuvent continuer à manger comme à quarante ans, et au besoin même, changer brusquement leurs habitudes de vie, les heures de leurs repas, les retarder ou les avancer, jeûner, ou manger deux fois plus qu'à l'ordinaire, sans trouble notable dans leur santé; mais ils forment exception.

Bien que les modifications que subissent les aliments dans la bouche et dans le conduit qui les porte de cette cavité dans l'estomac, fassent partie intégrante de la digestion, et qu'elles entrent, pour une bonne part, dans les modifications subséquentes que leur imprimeront l'estomac et les intestins, nous nous conformerons à l'usage : personne n'a jamais donné le nom de *dyspeptiques* aux troubles que la mastication et la déglutition pharyngienne et œsophagienne peuvent présenter; et nous-même, en traitant des dyspepsies, nous limiterons notre sujet aux troubles digestifs dont l'estomac et les intestins sont le siége. Nous ne négligerons pas cependant l'étude des phénomènes qui se passent dans les parties de l'appareil digestif situées au-dessus du cardia, dans la bouche en particulier; mais nous les envisagerons surtout relativement à l'influence qu'ils exercent sur la digestion stomacale et intestinale.

CHAPITRE DEUXIÈME.

DES CAUSES DES DYSPEPSIES HABITUELLES.

Ces causes sont en partie les mêmes que celles des indigestions, avec cette différence que celles-ci n'ont qu'une action passagère, comme le trouble digestif auquel elles donnent lieu; tandis que les causes des dyspepsies habituelles sont permanentes comme cette maladie elle-même. Un écart passager de régime amène une indigestion; un mauvais régime habituel, la dyspepsie. Ce que nous avons dit des causes de la dyspepsie accidentelle s'applique naturellement à celles de la dyspepsie habituelle, et nous permettra, pour cette dernière, de nous restreindre à celles qui lui appartiennent plus particulièrement.

ARTICLE 1er.

MAUVAISE DISTRIBUTION DES REPAS.

Les troubles permanents de la digestion dépendent souvent de l'usage journalier d'une quantité trop grande d'aliments, ou de leur qualité grossière et peu digestible. Mais une des causes les plus ordinaires et les moins signalées des dyspepsies habituelles, c'est la *mauvaise distribution des repas*, sous le triple rapport de leur importance, des intervalles qui les séparent et de leur nombre, dans les diverses conditions de la vie. L'enfant qui vient de naître peut prendre le sein, très-souvent, toutes les heures, par exemple. Toutefois, même à cette époque de la vie, et surtout quelques mois, quelques semaines même après la naissance, une sorte de règle n'est pas inutile. Un intervalle d'une à deux heures est généralement convenable, et si, dans ces limites, le nourrisson rejette, par régurgitation ou par les selles, une partie du lait qu'il a pris, coagulé et facilement reconnaissable, on doit en conclure qu'il digère mal, qu'il faut ou augmenter l'espace de temps entre une succion et l'autre, ou diminuer le temps pendant lequel le nourrisson reste au sein. Après le sevrage, et jusqu'à huit ou dix ans, l'enfant peut faire cinq à six repas; l'adolescent, quatre et même cinq. De vingt ans à quarante, trois repas suffisent communément; deux de quarante à soixante ans. Après soixante, et surtout après soixante-dix, l'homme doit se borner à une sorte de collation le matin et peut faire un bon repas dans l'après-midi.

Comme règle générale, on peut admettre qu'entre les repas l'intervalle doit être assez grand pour que, outre le temps suffisant à la complète digestion des aliments, l'estomac ait encore le *repos* nécessaire à chacun de nos organes, entre ses actes successifs. La sensation franche de la faim, qu'il ne faut pas confondre avec le malaise d'une digestion laborieuse, avertit généralement que ces deux conditions sont accomplies. Cette règle n'est pas toujours observée, surtout dans la classe aisée, et dans la période moyenne de la vie. Beaucoup de personnes prennent, au premier repas, une telle quantité d'aliments, que l'heure du second arrive avant que l'estomac le demande. Ces personnes néanmoins, le moment du dîner arrivé, se mettent à table, mangent parce que *c'est l'heure;* elles digèrent ce qu'elles mangent, mais elles le digèrent péniblement; elles se sentent plus lourdes, elles sont moins aptes à toutes choses, elles sont disposées à s'endormir. Après quelques heures, ces légers malaises ont disparu. Le lendemain, elles déjeunent comme la veille, ou même mieux, convaincues qu'elles sont que le dîner seul passe mal, que les aliments du matin sont toujours bien digérés. Les plus sages mangent moins au dîner : mais cette précaution est ordinairement insuffisante; car si la digestion du dîner est plus pénible, c'est parce que leur déjeuner a été trop copieux. Tant qu'elles ne réduiront pas le premier repas, le second ne passera pas mieux, la dyspepsie persistera avec ses conséquences. Ce que je dis du déjeuner s'applique, à plus forte raison, à ce repas intermédiaire que font beaucoup de personnes, et qu'on nomme le goûter, surtout quand il consiste en pâtisseries appétissantes et indigestes, très-recherchées par les personnes aisées, et particulièrement par les dames, que quelques exemples d'impunité exceptionnelle encouragent dans cette mauvaise voie. Les estomacs qui peuvent déjeuner, goûter et dîner grandement, font exception, et les estomacs ordinaires ne sauraient se régler sur eux.

Je ne saurais trop dire combien de gens dont on veut régler le régime d'après ces principes, résistent aux conseils des médecins, sous ce prétexte, toujours reproduit, que le déjeuner est leur meilleur repas, celui où ils mangent le plus volontiers, le plus abondamment et de toutes choses, sans en être incommodés ; que le dîner seul est la cause de leurs malaises.

C'est chose difficile pour le médecin de leur faire comprendre, que pour rétablir et conserver leur santé, il faut qu'à chaque repas le besoin soit franc, et que pour obtenir ce résultat, le déjeuner doit être moins copieux, composé d'aliments plus légers, ou tout au moins séparé du dîner par un intervalle plus long. Et si, par des arguments répétés, par des exemples frappants, par quelques essais qu'on obtient d'eux, on parvient à les convaincre, leurs convictions succombent journellement en présence de ce déjeuner, qui est leur repas de prédilection.

Une vie très-active peut diminuer ou annihiler les mauvais effets de ce régime, qui sont surtout marqués quand il y a absence d'exercice. J'ai connu un homme d'État, qui, de lui-même et par suite de ses propres observations, avait été conduit à ne prendre à son déjeuner, lorsqu'il était chargé d'un portefeuille, et c'était celui des finances, le plus lourd de tous à cette époque, qu'une simple tasse de café au lait; tandis qu'il déjeunait à peu près comme il dînait, lorsque les vicissitudes parlementaires lui rendaient, avec sa liberté, la vie physiquement active dont il avait l'habitude. On voit beaucoup de magistrats et d'avocats obligés chaque année, en reprenant leurs travaux, de se soumettre à ce régime, qu'ils ont pu abandonner sans inconvénient, pendant les vacances qu'ils passent à la campagne ou en voyage.

Du reste, les inconvénients d'un déjeuner copieux deviennent plus manifestes encore, lorsque c'est par exception qu'il a lieu. Tout le monde a observé qu'un *déjeuner en ville* amène presque toujours une perturbation sensible dans la santé, chez les personnes qui, après ce premier repas, plus abondant et plus tardif que d'ordinaire, dînent à peu près comme si rien n'avait été changé à leur régime du matin.

Remarquons encore que dans les habitudes actuelles de notre société parisienne, le temps qui sépare le dîner du déjeuner, n'est guère que de six heures, tandis que celui qui se passe entre le dîner et le déjeuner suivant, est presque triple.

Dans nos provinces, le nombre plus grand des repas, leur durée plus longue, sont des causes de dérangements notables qui seraient bien plus marqués encore, si la vie plus active des champs ne devenait pour beaucoup de personnes, une compensation au mauvais régime alimentaire qu'on y suit.

Si la multiplicité trop grande des repas est une cause presque inévitable de dyspepsie ; l'habitude de certaines personnes de sucer presque perpétuellement, avant comme après les repas, des sucreries de toute espèce, n'est pas moins mauvaise. Elles croient trouver dans la saveur agréable des produits du confiseur, dans la *qualité digestive* de ses pastilles, un soulagement à la lenteur de leurs digestions, à certains malaises qui les accompagnent, tandis que par le fait elles entretiennent ainsi et prolongent indéfiniment, les souffrances auxquelles elles croient remédier.

ARTICLE II.

ABSENCE D'EXERCICE ET D'OCCUPATION.

Une vie occupée est une condition presque indispensable à l'accomplissement des fonctions digestives : ces fonctions se troublent presque inévitablement chez les hommes dont le corps et l'esprit sont désœuvrés.

La vie sédentaire est une des causes les plus fréquentes de dyspepsie. On peut dire que les jambes sont à l'estomac des auxiliaires presque indispensables, qu'on digère avec ses jambes autant qu'avec son estomac. L'exercice est d'autant plus nécessaire aux individus que la force de leur constitution leur en permet et leur en demande plus. L'exercice est plus indispensable aux hommes qu'aux femmes, aux sujets robustes qu'aux individus faibles, dans l'enfance et la jeunesse que dans la vieillesse et l'âge mûr, aux personnes qui en ont contracté l'habitude qu'à celles qui ne l'ont pas. Ces dernières peuvent digérer passablement, malgré l'absence presque entière de mouvement ; il en est tout autrement des autres. Néanmoins, chez celles-là mêmes, l'habitude ne diminue que dans une certaine mesure les inconvénients d'une vie sédentaire. Les individus que leur profession oblige à rester presque constamment assis, les hommes adonnés aux lettres, aux sciences, aux divers travaux de cabinet, les ouvriers sédentaires, tels que bijoutiers, horlogers, cordonniers, tailleurs, sont plus particulièrement atteints de dyspepsie.

L'*inoccupation intellectuelle* y prédispose également ; on l'observe chez les individus dont l'esprit tombe dans un désœuvrement complet, surtout quand ce désœuvrement succède à des habitudes toutes contraires. On voit des hommes voués à une profession active, administrateurs, médecins, avocats, notaires, éprouver dans leurs fonctions digestives, une perturbation sérieuse, perdre l'appétit, digérer péniblement, subir les désordres sympathiques qui tiennent à la dyspepsie, lorsque, par circonstance, ils se trouvent pour quelque temps en dehors de leurs occupations, dans un repos complet en opposition avec le mouvement habituel de leur vie. L'exercice, les promenades, les voyages même auxquels ils se livrent, sans goût et sans attrait, sont, dans beaucoup de cas, insuffisants pour suppléer à leurs travaux d'habitude et de prédilection.

Si l'insuffisance de l'exercice physique ou des occupations intellectuelles apporte dans les digestions des troubles plus ou moins considérables, l'excès de l'action physique ou mentale y amène aussi des dérangements notables. La marche prolongée au delà des forces, la fatigue excessive de l'intelligence déterminera ces perturbations plus promptement encore, aussi bien que les fortes préoccupations de l'âme, les chagrins permanents, qui viennent assaillir chacun de nous, un plus ou moins grand nombre de fois, pendant son passage sur cette terre.

ARTICLE III.

FAIBLESSE PRIMITIVE OU ACQUISE DES ORGANES DIGESTIFS.

Il faut encore ranger parmi les causes de dyspepsie, la faiblesse primitive ou acquise des organes digestifs. — La première a commencé avec la vie, et s'est quelquefois montrée dès la naissance. Il n'est pas rare, en effet, de voir des enfants dont l'allaitement offre, dès le principe, les plus grandes difficultés. Les changements successifs de nourrice, les soins les plus attentifs pour régler les intervalles et la durée de chaque succion, l'emploi de boissons destinées à diminuer la consistance ou à modifier la composition du lait de la nourrice, restent insuffisants pour amener de bonnes digestions. — Après l'allaitement, les mêmes difficultés se présentent pour régler le régime, et ces troubles peuvent persister ainsi dans l'adolescence et dans toutes les périodes successives de la vie. Tout indique ici une débilité congénitale des organes digestifs, qui obligera peut-être indéfiniment à toutes les sévérités du régime le plus austère ; surtout si cette faiblesse des organes digestifs est *héréditaire*. Ces cas sont heureusement assez rares. Le plus souvent cette faiblesse des organes digestifs n'existe pas chez les parents ; elle n'est survenue que dans le cours de la vie, sous l'influence de causes appréciables, dont l'éloignement complet laisse l'espoir d'un rétablissement définitif. Lorsque cette faiblesse est consécutive, soit à des habitudes solitaires contractées dès l'enfance, soit à des excès prématurés dans les relations sexuelles, le pronostic est plus sérieux. La débilité de tout l'organisme qui résulte de cette cause, peut porter plus spécialement encore sur les voies digestives, et devenir ainsi un obstacle très-grand à leur rétablissement.

Parmi les jeunes femmes trop faibles pour supporter les fatigues de l'allaitement, qui veulent, par un zèle très-naturel d'ailleurs et très-excusable, mais très-imprudent, nourrir leurs enfants, il en est un grand nombre chez lesquelles les voies digestives sont principalement frappées; elles ne se rétablissent que très-difficilement, même après que l'allaitement a été suspendu.

La faiblesse des organes digestifs résulte encore assez fréquemment de causes qui ont agi directement sur eux. L'abus des vomitifs et des purgatifs, l'usage immodéré du baume de copahu et du poivre cubèbe, les écarts répétés de régime, et d'autres fois l'exagération de l'abstinence, comme aussi les évacuations sanguines opposées à de chimériques inflammations, ont souvent réduit les organes digestifs à un état d'incapacité, dont on n'a pu triompher que très-lentement ou même qu'incomplétement. Il n'est pas rare enfin, que cette faiblesse soit accompagnée d'une irritabilité excessive de ces mêmes organes, qui ajoute encore aux difficultés du traitement.

Dans ces conditions de faiblesse et de susceptibilité, portées à un certain degré, une quantité d'aliments très-modérée, réduite de moitié, des trois quarts même, peut rester encore excessive, et les aliments les plus légers n'être digérés qu'avec beaucoup de difficulté et de souffrance.

A ces causes diverses, qui peuvent rendre la digestion pénible, il faut enfin en ajouter une autre de moindre importance sans doute, et qu'on n'observe que rarement : c'est le *sommeil dans une position inaccoutumée*. Si beaucoup de personnes peuvent se coucher indistinctement à droite, à gauche, ou sur le dos, sans en ressentir aucune incommodité, d'autres ne peuvent choisir, et n'ont, selon leur expression, qu'un côté pour dormir ; c'est le plus souvent le côté drcit. Quelque circonstance accidentelle ou durable, comme serait une fracture, une plaie, un érysipèle, une névralgie, une douleur rhumatismale, les oblige-t-elle à dormir sur le côté opposé ou sur le dos, elles ont pendant le sommeil des palpitations, de l'étouffement, des cauchemars et souvent un enduit épais de la langue, le mauvais goût et la sécheresse de la bouche, la soif, les nausées, diverses souffrances abdominales, de la courbature et une inappétence plus ou moins prononcée. Si la nécessité de dormir dans une position inaccoutumée n'est que passagère, le lendemain tout a disparu ; mais si elle se prolonge pendant des semaines, des mois, elle devient l'occasion de dérangements plus marqués, auxquels il n'y a rien autre chose à faire, que de restreindre, autant que besoin, la quantité des aliments, de prescrire quelques amers, des eaux digestives avec le vin aux repas, jusqu'à ce que le patient puisse reprendre pour la nuit, sa position accoutumée.

CHAPITRE TROISIÈME.

DES SYMPTOMES DE LA DYSPEPSIE HABITUELLE.

La dyspepsie se montre, comme nous le verrons plus loin, avec des formes très-variées, selon le siége qu'elle occupe, l'estomac ou les intestins, selon son degré d'intensité, selon certaines formes particulières qu'elle revêt. Nous nous occuperons d'abord des formes stomacale et intestinale de la dyspepsie. Beaucoup de symptômes étant communs aux dyspepsies stomacale et intestinale, nous serons, pour éviter des redites, très-court sur ceux qui appartiennent à chacune d'elles, nous bornant à exposer leurs phénomènes locaux ou idiopathiques. Nous renverrons à l'article suivant les phénomènes généraux ou sympathiques de ces deux formes de dyspepsie, qui se confondent souvent, avec quelques différences cependant, que nous aurons soin de signaler.

ARTICLE Ier.

DES SYMPTÔMES PROPRES A LA DYSPEPSIE STOMACALE OU GASTRIQUE.

Les symptômes de la dyspepsie stomacale ont d'abord cela de particulier qu'ils se montrent, chez la plupart des sujets, soit immédiatement, soit peu après l'ingestion des aliments, et pour un temps limité, une ou quelques heures, par exemple; qu'ils cessent ensuite ou perdent beaucoup de leur intensité, et qu'ils se reproduisent après chacun des repas. Ils ont donc une marche en quelque sorte intermittente, ou tout au moins rémittente, chez le plus grand nombre des sujets. Si, chez quelques-uns, l'ingestion des aliments est suivie d'un adoucissement marqué dans le malaise, cette rémission est de très-courte durée. Il semble que la pâte alimentaire, mise en contact avec l'estomac, produise cet allégement passager, à la manière d'un topique adoucissant. Mais, à mesure que l'estomac entre en action pour la digérer, les souffrances augmentent et semblent donner l'explication de ce fait, du reste, exceptionnel.

Les symptômes, qui suivent communément l'ingestion des aliments, consistent dans une souffrance d'intensité très-variable, le plus souvent une gêne obscure, un simple malaise, une pesanteur, une sensation de gonflement, de plénitude, de barre, quelquefois de chaleur incommode, très-rarement de froid. Ces sensations, d'intensité diverse, ont communément leur siége à l'épigastre, sous l'appendice xiphoïde ou dans la région occupée par le grand cul-de-sac de l'estomac, à gauche de la ligne blanche, sous les fausses côtes correspondantes. Elles s'irradient quelquefois jusqu'au nombril, plus souvent vers la partie inférieure et antérieure du thorax, entre les mamelles et le rebord des côtes. Une pression modérée et uniforme exercée sur ces points soulage quelquefois : une pression forte, ou sur un seul point, est généralement pénible et augmente la douleur. Dans quelques cas rares, les membres eux-mêmes deviennent, après chaque repas, le siége d'irradiations douloureuses qui sembleraient névralgiques ou rhumatismales, si leurs retours, à peu près constants aux heures de la digestion, n'éclairaient sur leur nature.

ARTICLE II.

DES SYMPTÔMES PROPRES A LA DYSPEPSIE INTESTINALE.

Cette forme de dyspepsie peut exister avec la dyspepsie gastrique ou se montrer seule. Elle a beaucoup de phénomènes qui lui sont communs avec la première. Elle s'en distingue par ses symptômes locaux, bien plus que par les phénomènes sympathiques, qui ont, dans les deux cas, une grande ressemblance. Les douleurs locales, peuvent se montrer primitivement, ou succéder à celles dont l'estomac a été le siége, mais généralement un peu plus de temps après l'ingestion des aliments. L'élaboration imparfaite des aliments dans l'estomac, peut concourir à la mauvaise digestion dans les intestins.

Les souffrances qui révèlent la dyspepsie intestinale, se présentent sous formes de coliques, d'abord sourdes, mobiles, passagères, puis plus vives, comparées par les malades à des picotements aigus, à des tortillements très-pénibles, quelquefois avec sueurs froides et défaillance dans les cas les plus intenses. Ces douleurs sont généralement diminuées plutôt qu'augmentées par la pression et par les frictions douces et prolongées sur le ventre. Elles sont accompagnées de borborygmes, de mouvements intérieurs, de soulèvements successifs des anses intestinales, qui, de la région sous-ombilicale, s'étendent progressivement vers l'hypogastre, et se rapprochent de l'anus avec expulsion de gaz fétides, puis de matières fécales mal élaborées, molles ou même liquides. Toutefois, quand le mal est borné aux petits intestins, les selles sont souvent rares et fermes, les coliques sont souvent sèches ; il y a constipation plutôt que dévoiement. L'intermittence des malaises est généralement moins marquée dans la dyspepsie intestinale que dans la dyspepsie gastrique.

ARTICLE III.

DES SYMPTÔMES COMMUNS A LA DYSPEPSIE STOMACALE ET A LA DYSPEPSIE INTESTINALE.

Dans l'une et dans l'autre, la bouche est souvent le siége d'une saveur désagréable, d'une sorte d'empâtement, d'une sensation de sécheresse. La salive est moins abondante, elle est altérée dans sa nature et se montre dans l'intérieur de la bouche, sous l'apparence d'une mousse blanche qui couvre la face supérieure de la langue d'un enduit inégal, mince au milieu, plus épais sur les côtés, où il forme deux lignes blanches, éloignées en arrière et convergentes vers la pointe. Cette espèce de mousse blanche se montre souvent encore au fond du gosier, sur les piliers, les amygdales et le voile du palais. J'attache une grande importance à ce signe, parce que dans beaucoup de dyspepsies qui ne se révèlent que par des troubles sympathiques, tels que la céphalalgie, les vertiges, les palpitations, l'agitation et la fièvre nocturnes, etc., cette altération particulière de la salive, à laquelle les médecins n'ont pas jusqu'ici donné l'importance qu'elle mérite, est, à mes yeux, un signe presque pathognomonique de cette affection.

Elle est certainement aussi pour quelque chose dans cette toux gutturale qui survient à la suite des repas chez quelques dyspeptiques : ces malades se plaignent quelquefois que la sécheresse de leur bouche se transmet à la gorge et dans tout le trajet de l'œsophage, jusqu'au cardia, et dans quelques cas avec une sorte de douleur et de constriction derrière le sternum. A cette altération de la salive, se joint un sentiment de sécheresse plus ou moins pénible pour le malade, et que le médecin constate également en posant la pulpe du doigt indicateur sur la langue, et en le relevant verticalement et lentement.

L'acidité de la salive est encore une modification de ce liquide, qui appartient à une des formes particulières de dyspepsie, à laquelle nous consacrerons un article particulier.

A ces phénomènes locaux se joignent des phénomènes généraux et des troubles sympathiques, qui offrent au médecin un intérêt d'autant plus grand, que dans beaucoup de cas ils sont plus incommodes, plus prononcés que les symptômes locaux, et que les malades, en exposant leurs souffrances, ne parlent au médecin que de ces troubles généraux, et se taisent entièrement sur les souffrances gastriques et intestinales.

Il serait difficile de distinguer d'une manière absolue, les uns des autres, ceux qui appartiennent à la dyspepsie stomacale, de ceux qui se lient à la dyspepsie intestinale. C'est le motif qui nous porte à les réunir dans une description commune. Nous ferons seulement remarquer que ceux qui appartiennent à la première, portent principalement sur le cerveau et le thorax, céphalalgie, somnolence, insomnie, cauchemar, torpeur de l'intelligence et des sens, palpitations, dyspnée; que ceux qui appartiennent à la seconde, portent particulièrement sur la circulation et la chaleur (défaillances, refroidissements, sueurs froides). N'oublions pas d'ailleurs, que fréquemment la dyspepsie porte sur toute l'étendue du canal digestif, que naturellement elle doit se montrer avec les symptômes locaux et généraux de l'une et de l'autre.

Les individus qui digèrent mal, offrent souvent, dans le cours de la journée, plus tôt ou plus tard, selon le siége de la dyspepsie dans l'estomac ou les intestins, sous le rapport de leur bien-être ou de leur humeur, des alternatives qui frappent les personnes qui vivent avec eux. Certains changements dans l'habitude extérieure, tels qu'une expression de fatigue ou de malaise, une sorte d'éloignement pour le mouvement, d'indifférence à la conversation, qui se montrent après chaque repas, révèlent une difficulté des digestions, dont les malades n'ont pas toujours la conscience; mais de tous les phénomènes sympathiques qui accompagnent et font soupçonner la dyspepsie et particulièrement la dyspepsie stomacale, le plus ordinaire et le plus important est la céphalalgie.

Ce n'est que par exception que la céphalalgie dépend d'une maladie du cerveau lui-même ou de ses membranes ; elle est le plus souvent sympathique d'un mal qui a son siége ailleurs. Malgré son apparence paradoxale, cette assertion, nous en sommes sûr, ne paraîtra pas telle aux observateurs qui ont dirigé leurs investigations vers ce point important de médecine pratique. Il suffit, pour s'en convaincre, de comparer la fréquence des maladies cérébrales avec celle des maladies sans nombre qui sont accompagnées du mal de tête. Ce symptôme en effet se montre au début de presque toutes les maladies aiguës, des fièvres éruptives, paludéennes, des phlegmasies viscérales ; il est presque constant dans la première période de l'affection typhoïde ; il survient accidentellement dans un grand nombre de maladies chroniques : il constitue, dans certaines formes, un des signes de la syphilis constitutionnelle, il accompagne ordinairement l'embarras gastrique. D'où il résulte que lorsqu'un malade se plaint à moi de céphalalgie habituelle ou fréquente, ma première pensée est d'en chercher le point de départ ailleurs que dans le cerveau ; ma seconde, en dehors des maladies graves énumérées plus haut, est de le chercher dans l'estomac : or, le plus souvent, l'examen attentif de toutes les circonstances du mal vient confirmer cette présomption. Cette céphalalgie du reste, se montre avec tous les degrés d'intensité, depuis la simple pesanteur, le plus léger embarras, jusqu'à ces violentes migraines accompagnées de vomissements, d'horreur de la lumière et du bruit, qui, sans avoir constamment leur point de départ dans l'estomac, dépendent bien plus souvent des troubles digestifs que de toutes les autres causes réunies.

La somnolence diurne, survenant après les repas, se rattache également dans le plus grand nombre des cas à la présence dans l'estomac d'aliments trop copieux, ou peu digestibles, ou pris trop peu de temps après le repas qui a précédé. Ceux qui s'endorment après un bon dîner, seraient restés éveillés s'ils étaient à jeun, ou s'ils n'avaient pris qu'un léger repas.

L'agitation dans le sommeil, les rêves pénibles, le cauchemar, l'insomnie presque complète et prolongée, dépendent souvent aussi d'un mauvais régime, ainsi que l'agitation fébrile qui suit chaque soir un dîner trop copieux. J'ai plusieurs fois été consulté par des personnes chez lesquelles cette insomnie, souvent fébrile, remontait à des mois entiers et chez lesquelles un régime mieux combiné en tous points, sous le rapport de la quantité, de la qualité des aliments, de la distribution et de la proportion des repas, de l'exercice, etc., triomphait promptement d'un mal contre lequel tous les remèdes hypnotiques et antipériodiques étaient restés sans effet. J'ai vu en particulier une personne qui était prise chaque jour, dans la première partie de la nuit, d'un sentiment de *strangulation*, accompagné de troubles nerveux très-intenses et d'une insomnie qui se prolongeait jusqu'au matin, et à laquelle contribuait l'appréhension que le sommeil ne ramenât de nouveau une aussi grande anxiété. Après quelques jours d'un meilleur régime, un premier repas très-léger, un dîner suffisant, mais modéré, toute strangulation avait cessé et le sommeil était revenu.

Un autre effet non moins remarquable de la dyspepsie stomacale est une sorte d'affaiblissement de l'intelligence et quelquefois même des sens. J'ai vu souvent des individus qui avaient toute leur aptitude au travail dans les heures qui précédaient l'ingestion des aliments, et particulièrement depuis le lever jusqu'au premier repas. Pour le reste de la journée, ils étaient incapables de se livrer à aucun travail intellectuel, ou ne le faisaient qu'avec une fatigue excessive et immédiate. La simple lecture d'un ouvrage sérieux leur était presque impossible, et l'attention leur échappait après quelques pages. J'en ai vu quelques-uns qui étaient obligés de s'abstenir même de toute conversation pendant les heures de la digestion stomacale. D'autres éprouvaient dans la vue une sorte de trouble passager, qui ne leur permettait pas de lire quelques lignes, sans que la confusion des lettres les obligeât à suspendre presque immédiatement la lecture.

J'ai observé ce symptôme chez un jeune élève en droit, qui chaque jour, après un déjeuner trop copieux pour lui, à raison de la vie sédentaire et trop studieuse qu'il menait, était pris d'une telle faiblesse de la vue, qu'il se trouvait dans l'impossibilité absolue de lire, ne fût-ce que quelques lignes. Un régime convenable et un voyage de quelques mois mit une fin à cette espèce d'*amblyopie*.

J'ai rencontré quelques sujets qui éprouvaient après chaque repas un affaiblissement tel de la voix, qu'ils ne pouvaient produire quelques sons qu'avec des efforts pénibles, et que malgré ces efforts, leur voix était si affaiblie et si altérée que toute conversation, même de quelques minutes, n'était possible ni pour eux, ni pour leurs interlocuteurs qui finissaient par ne les plus entendre.

L'affaiblissement de la voix après les repas, est un phénomène exceptionnel : il en est tout autrement de l'affaiblissement des muscles locomoteurs. Beaucoup de dyspeptiques sont obligés à un repos absolu, pendant une à deux heures après chaque repas. Ils ont alors, selon leur expression, les jambes brisées, tandis qu'un homme bien portant qui a mangé à son appétit, se trouve, à ce moment, plus fort, en toutes choses, plus apte en particulier, à la marche. C'est donc encore, à défaut d'autres, un signe de quelque importance, que cet affaiblissement musculaire qui suit chaque repas. Chez quelques individus, il n'est pas porté au point d'imposer une immobilité absolue ; mais s'ils doivent se livrer à quelque exercice inaccoutumé, faire une course de quelques lieues, ou aller à la chasse, ils s'abstiennent de déjeuner, ou ne prennent que la moitié au plus des aliments dont ils font habituellement usage à ce repas, pour être aptes à se livrer à l'exercice projeté.

J'ai vu des individus, atteints de dyspepsie manifeste, chez qui la faiblesse musculaire se montrait surtout au réveil. — Bien que leur sommeil fût calme en apparence, ils éprouvaient, en s'éveillant, un sentiment de fatigue et de brisement, une sorte de courbature, qu'on ne pouvait rattacher qu'à la dyspepsie, dont, au reste, les symptômes locaux et sympathiques sont généralement plus prononcés la nuit que le jour. Sans avoir eu le sentiment et le souvenir d'une mauvaise nuit, ils en éprouvaient au réveil les conséquences ordinaires.

Les viscères renfermés dans le thorax offrent souvent des troubles qui se lient également au travail digestif. Ces troubles sont dans quelques cas manifestement dus au refoulement de l'estomac distendu par des aliments, ou par des gaz. Ils n'appartiennent plus dès lors aux phénomènes sympathiques de la dyspepsie ; ils sont le résultat physique du ballonnement stomacal, sur lequel nous reviendrons dans l'article consacré à la dyspepsie flatulente. Nous nous bornerons ici à parler de l'influence qu'exerce la dyspepsie gastrique sur la respiration et sur la circulation du sang dans le cœur, indépendamment de toute distension considérable de l'estomac, soit par des gaz, soit par des aliments. C'est ce qu'on observe en particulier chez des sujets qui, connaissant la difficulté habituelle de leurs digestions et se réduisant à une quantité très-petite d'aliments, n'en éprouvent pas moins des malaises de ce genre, à un degré plus ou moins prononcé. Les uns, après avoir pris quelques cuillerées de potage, de bouillon même ou de lait, et sans aucune distension de l'estomac, accusent une gêne de la respiration qui persiste pendant tout le temps présumable de leurs digestions. Cette oppression dont ils se plaignent plus ou moins vivement n'est pas toujours appréciable par le médecin : le nombre des actes respiratoires (inspiration et expiration), n'est pas augmenté ou ne l'est que d'une quantité presque insignifiante. Mais chez d'autres, cette augmentation est très-manifeste, surtout s'ils font quelques pas, s'ils montent quelques marches après avoir mangé. Chez un assez grand nombre enfin, des bâillements plus ou moins répétés révèlent plus clairement encore la gêne de la respiration.

J'ai vu cette oppression devenir très-manifeste et présenter un caractère remarquable d'intensité chez un homme, qui avait l'habitude de souper fortement, et, de son propre aveu, sans appétit. — Peu après ce repas, il était pris d'une oppression forte, d'une toux gutturale, son sommeil était agité. — Dans le reste du jour, sa respiration était libre, même après ses premiers repas qu'il prenait avec faim. Le dernier seul était suivi de cette oppression ; l'examen le plus attentif des viscères thoraciques ne pouvait en donner l'explication : un changement de régime fit disparaître cette dyspnée.

Il n'est pas rare de voir le cœur ressentir sa part des irradiations sympathiques de l'estomac : chez quelques sujets même, les palpitations sont le seul symptôme de la dyspepsie. Assez souvent aussi à l'exagération des battements du cœur, se joignent des irrégularités et des inégalités passagères. Ces phénomènes se reproduisent communément après chaque repas; ils durent le temps que dure la digestion elle-même : leur intensité est en proportion avec la quantité et la qualité des aliments qui ont été pris et avec les autres causes physiques et morales qui ont agi sur le malade. L'auscultation et la percussion ne montrent rien chez ces sujets, non plus que chez ceux dont la dyspnée est le phénomène principal, qui révèle une affection du cœur ou des poumons : absence également de tous autres signes caractéristiques de lésions de ces organes. — Dès lors la valeur de ces troubles respiratoires ou circulatoires est facile à apprécier, et l'on est conduit, par voie d'exclusion, et en tenant compte des conditions dans lesquels ils se produisent ou disparaissent, à les rattacher à l'affection des organes digestifs.

Inutile de dire que l'insuffisance des moyens qu'on oppose communément à la dyspnée et aux palpitations, saignées, vésicatoires, digitale, aide encore au diagnostic. Nous ferons même remarquer que l'emploi de la digitale aggrave souvent les troubles de l'estomac, et, comme conséquence, les palpitations elles-mêmes qui sont liées à la dyspepsie. Tandis que, sous l'influence d'un régime convenable, ces malades qui, pour la plupart, se croient atteints de tubercules pulmonaires ou d'anévrysmes du cœur, sont, à leur grand étonnement, promptement guéris des accidents dont la cause avait été méconnue.

Un autre effet des troubles digestifs, qu'ils aient leur siége dans l'estomac ou dans les intestins, est de donner lieu, chez quelques sujets, à un mouvement de fièvre, qui se montre après chaque repas, mais le plus souvent après le dernier, qui est généralement le plus copieux. Cette fièvre n'est du reste que l'exagération de celle qu'on observe, à un degré beaucoup moindre et qui n'est accompagnée d'aucun malaise notable, chez les individus sains, dont le régime est un peu large, selon l'expression vulgaire, ce qui veut dire qu'ils mangent *bien*, ou même *trop*. Ils ressentent, après leurs repas, un froid passager, surtout en hiver, quand ils s'exposent à l'air. A ce froid léger succède une notable accélération du pouls qui devient plus plein, la chaleur générale augmente, la figure prend de la coloration, et cet état fébrile, exempt d'ailleurs de toute souffrance, se prolonge pendant la soirée et quelquefois une partie de la nuit, sans laisser à sa suite aucun malaise sérieux. Il en est autrement chez les sujets affectés de dyspepsie : un repas, qui serait très-modéré en lui-même pour un sujet sain, est suivi chez eux de phénomènes fébriles plus marqués. Le froid est plus intense et plus long : la chaleur qui lui succède est pénible, évidemment maladive, la bouche est sèche, les phénomènes gastriques sont plus prononcés, le sommeil agité ou nul. Cette fièvre nocturne est pour le malade le phénomène prédominant et quelquefois le seul qu'il accuse; il veut être guéri de sa fièvre, il réclame instamment l'emploi du sulfate de quinine, qui n'a rien à faire à cette sorte de fièvre, non plus qu'à tant d'autres fièvres analogues ou accidents périodiques auxquels on l'*applique* mal à propos. La fièvre continue à se reproduire, malgré le remède, et avec elle le malaise qui l'accompagne et l'affaiblissement qui résulte de la maladie dont elle n'est qu'un effet. Une fois la cause connue, un *régime convenable* est prescrit : la fièvre cesse comme par enchantement, si le malade s'y soumet avec docilité et avec persévérance. —

Ce n'est pas une fois, c'est cent fois peut-être que j'ai constaté l'efficacité de ce *fébrifuge* contre des fièvres de ce genre.

C'est presque toujours sous la forme *quotidienne* et *pendant la nuit* que surviennent ces accès fébriles symptomatiques de la dyspepsie. Ces deux conditions réunies doivent suffire pour éveiller l'attention du médecin; car les fièvres essentielles ont au contraire leurs accès le matin, ou dans la journée. Dans des circonstances exceptionnelles, ces accès ont présenté le type tierce et se sont montrés le jour. En voici une observation qui a été recueillie dans mes salles de clinique, à l'Hôtel-Dieu, et qui a présenté, à raison de ce type inaccoutumé, un véritable intérêt diagnostique.

Un homme d'une trentaine d'années au plus entra à cet hôpital, se plaignant d'accès de fièvre revenant tous les deux jours, dans l'après-midi, et caractérisés par un frisson suivi de chaleur et de sueur, comme dans les tierces les mieux caractérisées. Toutefois, cet homme habitait Paris depuis longtemps déjà, et n'avait eu de fièvre intermittente à aucune époque de sa vie. En même temps que les accès de fièvre, avait apparu chez lui, un dérangement intestinal, marqué par des selles liquides et quelques légères coliques : ces deux ordres de phénomènes, l'accès fébrile et la diarrhée, se montraient aux mêmes jours ; les jours intercalaires, il n'y avait ni fièvre ni dérangement intestinal. Interrogé soigneusement sur les causes qui pouvaient expliquer ces alternatives quotidiennes de rétablissement et de dérangement des voies digestives, il fit connaître que, chaque fois que la diarrhée reparaissait, il cessait de manger pendant la soirée et toute la journée du lendemain ; mais que, le troisième jour, se croyant guéri, il recommençait à prendre des aliments dès le matin, et le faisait largement. — Quelques heures après, les coliques, la diarrhée, le frisson, la chaleur, la sueur recommençaient, cessaient dans la soirée et inspiraient au malade la résolution d'une abstinence dont il reconnaissait la nécessité, et qu'il observait pendant trente-six heures. Après quoi, le retour aux aliments ramenait la même série d'accidents *intestinaux* et *fébriles*, suivis de nouveau d'abstinence et d'apyrexie.

Après cinq à six accès semblables subis, le dernier à l'Hôtel-Dieu, les autres dans son logement, le malade fut soumis à une diète modérée, quelques potages seulement chaque jour. Ses accès, qui s'étaient reproduits cinq à six fois sous le type tierce, furent immédiatement suspendus, aussi bien que la diarrhée. Je le retins quelques semaines à la Clinique, pour le mettre à l'abri d'une récidive qu'un écart de régime aurait inévitablement reproduite. Ce fait est d'un véritable intérêt sous le rapport du diagnostic ; nous n'avons pas hésité à le rapporter aux dyspepsies, sous apparence de fièvre tierce. Si quelques personnes ne voyaient là qu'une entérite, reproduite en quelque sorte artificiellement de deux jours l'un, nous rappellerons ce que nous avons dit ailleurs, savoir qu'une phlegmasie n'est pas une maladie de quelques heures, et que nous persistons à ne voir dans ce fait singulier que des indigestions successives.

Les troubles digestifs exercent une influence incontestable sur les organes des sécrétions, sur ceux surtout qui, comme les glandes salivaires, le pancréas, le foie, sont en quelque sorte des annexes des organes digestifs et offrent le plus souvent une altération, ou une augmentation dans leurs sécrétions. Nous ajouterons que, sous l'influence de la dyspepsie, la transpiration cutanée diminue ordinairement; que, sauf quelques exceptions individuelles, la peau est plus sèche que dans l'état normal; que la sécrétion de l'urine est, le plus souvent, diminuée, et que ce liquide est plus foncé en couleur.

On voit beaucoup de personnes qui, bien qu'elles souffrent habituellement après leurs repas, pendant une ou plusieurs heures, continuent à bien manger, à manger trop, pour mieux dire, à dormir mal, et dont les selles sont mal liées, trop copieuses, plus fétides que ne le comporte l'état de santé. Malgré cela, elles conservent leur teint, leurs forces; leur embonpoint se maintient et peut même augmenter.

C'est, selon l'expression vulgaire, une *mauvaise graisse* : le tissu adipeux augmente seul, les muscles, au contraire, perdent de leur volume. Cette forme de dyspepsie n'est assurément pas très-sérieuse, et beaucoup de ces individus trouvent dans la satisfaction de manger ce qui leur plaît, et autant qu'il leur plaît, une compensation aux malaises dont ces repas sont l'occasion. Aussi sont-ils peu disposés à suivre les conseils de sobriété que la médecine leur donne. Toutefois, il importe qu'ils n'ignorent pas que cette dyspepsie, qui n'a actuellement rien de grave, est de nature à le devenir avec le temps, avec le progrès de l'âge, avec la vie moins active qui en sera la conséquence, avec la diminution des autres jouissances et l'accroissement des jouissances de la table. Il faut qu'ils sachent enfin que des dérangements de santé, qui ont persisté pendant des années, résistent plus opiniâtrément aux moyens qu'on leur oppose trop tard, et que l'incurabilité peut devenir la conséquence de la négligence à attaquer le mal dans sa première période.

Les fonctions génitales enfin ressentent aussi, et d'une manière assez prononcée, le contre-coup des troubles digestifs. Avec des digestions laborieuses, les organes de la génération perdent de leur énergie ; un certain nombre d'individus, en présence de cet affaiblissement, cherchent à reprendre les forces qui leur échappent, par un régime plus succulent et plus abondant. Mais au lieu de remédier au mal, ils l'accroissent ; tandis que dans des conditions opposées, c'est-à-dire en réduisant les aliments à ce que les voies digestives peuvent en digérer, on voit le plus souvent, en même temps que les symptômes dyspeptiques perdent de leur intensité, les organes de la génération reprendre leur action ordinaire que les troubles digestifs avaient prématurément enrayée ou même complétement suspendue.

Un dernier fait assez intéressant relativement à l'influence que la dyspepsie exerce sur les organes génitaux, est relatif aux pollutions nocturnes, auxquelles certains dyspeptiques sont sujets et qui, d'après leurs propres observations, surviennent particulièrement les jours où quelque écart plus marqué de régime produit une exacerbation dans leurs souffrances habituelles et en particulier cette *fièvre nocturne* déjà signalée. Dans ces conditions, à ce qu'ils rapportent, les pollutions reviennent inévitablement.

Nous avons précédemment signalé le changement d'humeur qui survient, après le repas et pour quelques heures, chez quelques dyspeptiques.

Lorsque la dyspepsie, gastrique ou intestinale, a duré longtemps, quelques mois par exemple, ou quelques années, elle porte une atteinte plus forte et plus permanente à la disposition morale, au caractère des individus. Ils deviennent tristes, moroses, impatients ; ils s'affligent de leur position présente, ils s'inquiètent de leur avenir, ils se croient frappés d'une maladie grave, incurable, méconnue, mortelle ; en un mot, ils deviennent hypochondriaques. Et, il faut bien le reconnaître, les malaises qui accompagnent les mauvaises digestions doivent généralement amener cette conséquence, surtout lorsque, par l'effet de la prolongation du mal, les forces et l'embonpoint diminuent. Bien que l'hypochondrie puisse se montrer, indépendamment de tout dérangement des digestions, il faut reconnaître cependant que le plus souvent les troubles permanents des organes digestifs précèdent et engendrent les symptômes de l'hypochondrie.

CHAPITRE QUATRIÈME.

DE QUELQUES FORMES SPÉCIALES DE LA DYSPEPSIE.

Après avoir exposé les symptômes qu'on observe dans presque toutes les variétés de la dyspepsie, relatives à son siége et à son degré d'intensité, nous passerons à l'étude de quelques formes spéciales de cette maladie, se présentant avec des caractères particuliers qui les distinguent de toutes autres. Ces formes spéciales peuvent d'ailleurs offrir, sous le rapport du siége et de l'intensité, les mêmes variétés que nous avons signalées dans les dyspepsies ordinaires.

Nous les désignerons sous les noms de dyspepsies *flatulente*, *gastralgique* et *entéralgique*, *boulimique*, *acide* et *alcaline* et de dyspepsie *des liquides* ; nous les décrirons dans cet ordre : Nous commencerons, en conséquence, par la dyspepsie flatulente.

ARTICLE Ier.

DES SYMPTÔMES DE LA DYSPEPSIE FLATULENTE.

La dyspepsie flatulente a pour phénomène particulier une surabondance de gaz dans les organes digestifs, assez prononcée pour ajouter aux malaises ordinaires de la dyspepsie. Elle peut se montrer soit dans l'estomac et les intestins à la fois, soit seulement dans un de ces viscères. On n'ignore pas que, dans l'état de santé, la présence d'une certaine quantité de gaz dans les voies digestives est une condition permanente et nécessaire à l'accomplissement de leurs fonctions. C'est seulement quand cette quantité dépasse certaines limites que surviennent des dérangements plus ou moins marqués dans la santé.

On a longtemps attribué l'augmentation de gaz dans les voies digestives à la fermentation des aliments, à l'introduction directe de l'air, soit qu'il passe de la bouche dans l'estomac par une sorte de déglutition, soit qu'il y arrive suspendu dans un liquide, tel que les eaux gazeuses, ou enveloppé dans les écorces de certaines graines légumineuses, telles que haricots, pois, lentilles, fèves, auxquelles on a donné l'épithète d'aliments *venteux*. On doit reconnaître que ces causes, bien qu'elles ne soient pas les plus actives ni les plus ordinaires de la flatulence, peuvent y avoir quelque part. Mais, comme l'a démontré le docteur Girardin dans sa thèse pour le doctorat, la production des gaz est principalement due à une *exhalation particulière* des membranes stomacale et intestinale, exhalation qui, comme toutes les autres, peut être augmentée ou diminuée dans sa quantité, ou dépravée dans ses qualités. On ne connaît pas bien les signes qui indiquent l'altération de ces gaz, non plus que ceux qui donneraient un caractère morbide à leur diminution d'ailleurs facile à constater par le double changement survenu dans le volume et la sonorité du ventre. Leur augmentation seule a jusqu'ici été le sujet de l'observation des médecins.

L'augmentation considérable de l'exhalation des gaz dans les voies digestives se rattache nécessairement à un état morbide, à une maladie organique ou à une simple dyspepsie. Aussi presque constamment, d'autres symptômes se joignent-ils soit à la distension gazeuse, soit aux émissions de gaz par les voies supérieures ou inférieures. Certaines causes paraissent favoriser leur production. Une vie sédentaire, qui a une si grande part dans le développement de toutes les dyspepsies, en a une plus marquée encore dans la dyspepsie flatulente, qu'on n'observe presque jamais chez les individus qui mènent une vie très-active. Après cette cause, qui est la plus fréquente et la moins contestée de toutes, on doit placer l'usage d'aliments grossiers, avalés sans être convenablement mâchés. La compression exercée sur le ventre, sans augmenter directement l'exhalation gazeuse, gêne la progression des gaz et des aliments et ajoute singulièrement aux malaises qu'ils produisent. C'est principalement à cette compression qu'il faut attribuer la fréquence plus grande et l'intensité plus marquée des pneumatoses stomacale et intestinale, et, par conséquent, de la dyspepsie flatulente chez les femmes, dont l'abdomen est habituellement enveloppé de corsets et de cordons presque toujours trop serrés. On sait combien elles sont sujettes à ces borborygmes bruyants qui sont, pour beaucoup d'elles, une cause de contrariété vive, d'une sorte de confusion, dont elles se tourmentent beaucoup. Chez quelques hommes, la compression exercée par les ceintures, les gilets, les pantalons, produisent des effets analogues; mais ce n'est, chez les hommes, qu'une exception.

Il n'est pas rare d'observer des affections simplement flatulentes des voies digestives, sans trouble notable des digestions, qu'on désigne sous le nom de *pneumatoses*. Mais le plus souvent ces deux affections existent simultanément : la dyspepsie tient la première place et la flatulence n'en est que l'effet.

La dyspepsie flatulente peut occuper des siéges différents et offrir des degrés divers d'intensité; elle peut occuper l'estomac ou les intestins. La distension de ces organes n'est pas ordinairement portée à un degré aussi considérable que dans le cas de rétrécissement ou d'occlusion intestinale; elle n'arrive jamais au point désigné sous le nom de tympanite, et, si elle y est portée chez un sujet qu'on avait cru atteint de dyspepsie flatulente essentielle, on doit craindre qu'elle ne soit symptomatique d'une lésion sérieuse du canal digestif.

Dans la forme *stomacale*, la dyspepsie *flatulente* est particulièrement caractérisée par une sensation de distension épigastrique, incommode plus que douloureuse, accompagnée tantôt d'émissions fréquentes de gaz par la bouche, tantôt de rétention et d'accumulation croissante de ces mêmes gaz dans l'estomac, qui se dessine alors, entre le rebord des côtes et l'ombilic, avec sa forme de cornemuse. C'est dans cette espèce de dyspepsie qu'on observe ces palpitations, ces soubresauts, ces irrégularités du cœur déjà signalés.

Il n'est pas rare de constater alors, dans ce que les malades appellent leur crise, certains changements très-remarquables dans la position du cœur, dont les battements sont perçus sous la main, retentissent sous l'oreille avec plus d'éclat et un son plus clair, dans un point du thorax plus élevé que de coutume. La crise terminée, et elle cesse ordinairement par une expulsion abondante de gaz, le cœur redescend à sa place accoutumée, et les battements reprennent leur siége, leur timbre et leur régularité ordinaires.

La percussion permet également, pendant la crise, de constater ces changements survenus dans la position du cœur. Elle fournit un son très-clair dans la région ordinairement occupée par cet organe, dont l'estomac a pris la place ; elle donne, au contraire, un son obscur dans la région sus-cordiale où le cœur se trouve repoussé par l'estomac. La crise achevée, la percussion retrouve le cœur et l'estomac à leur place accoutumée.

Dans la dyspepsie *flatulente intestinale*, des douleurs sourdes, mobiles, passagères, rarement aiguës, accompagnées de soulèvements successifs et de distension plus ou moins apparente des diverses anses intestinales, de borborygmes plus ou moins nombreux, donnent à cette forme de dyspepsie des caractères particuliers. Si les gaz occupent l'intestin grêle, la tuméfaction abdominale est ordinairement uniforme ; s'ils occupent les gros intestins, ceux-ci, naturellement plus volumineux, forment des saillies plus grosses, d'apparence cylindrique, auxquelles les malades donnent quelquefois le nom de tumeurs. La percussion y est plus sonore que dans l'état normal; elle permet de distinguer les points où les gaz sont plus abondants, comme aussi la capacité plus grande des parties du canal alimentaire où ils sont accumulés. Ainsi le son obtenu par la percussion est plus clair sur les gros intestins que sur les intestins grêles ; il est plus clair encore sur l'estomac distendu que sur le cœcum, les colons et l'S iliaque. Dans cette dyspepsie, le volume du ventre diminue quelquefois très-rapidement avec expulsion de vents par en bas ; quelquefois même sans expulsion notable, sans doute par une résorption rapide des gaz, c'est-à-dire par une action organique opposée à celle qui les a versés dans les voies digestives.

ARTICLE II.

DES SYMPTÔMES DE LA DYSPEPSIE GASTRALGIQUE ET ENTÉRALGIQUE.

Cette forme de dyspepsie se distingue par la plus grande intensité des douleurs, presque égales à celles qu'on observe dans les névralgies, proprement dites. Au lieu d'une simple sensation de gêne, de malaise, de plénitude, il survient peu de temps après l'ingestion des aliments, des douleurs très-aiguës, comparées par les malades à une contraction, à une *crampe*, analogue à celles dont certains muscles soumis à la volonté sont le siége, dans les mollets et à la plante du pied, par exemple ; elles peuvent prendre assez de violence pour altérer gravement les traits du visage et obliger les malades à se courber en avant, ce qui diminue la pression des muscles sur l'épigastre ; quelques-uns même quittent leur lit ou leur fauteuil, se couchent à terre, se roulent sur eux-mêmes, dans l'espoir de trouver dans une position différente quelque allégement à des souffrances qui arrachent des gémissements aux plus résignés, et aux autres de véritables cris, avec ou sans vomissement. Cette sensation de *crampe*, accusée par les malades, révèlet-elle dans la tunique musculeuse de l'estomac, un état de contraction convulsive portant sur toutes les fibres à la fois, et pouvant expliquer l'absence assez fréquente des vomissements que déterminent les contractions antipéristaltiques de ces fibres? Ou bien, n'y a-t-il là qu'une douleur très-aiguë, comparée à la crampe, mais ne tenant pas à un état convulsif analogue?

C'est ce qu'il est difficile de déterminer. Mais, s'il était permis d'émettre une opinion à ce sujet, je croirais à une forme particulière de douleur, plutôt qu'à une contraction convulsive, qui n'a jamais, que je sache, été constatée dans un point quelconque des parois musculaires du canal digestif; en un mot, à une perturbation de la sensibilité, plutôt que de la contractilité.

Des douleurs non moins vives, non moins insupportables, comparées à des tortillements, à un déchirement intérieur, peuvent se montrer dans la région occupée par les intestins chez les sujets atteints de dyspepsie entéralgique, donner lieu à la même altération des traits, aux sueurs froides, à l'affaiblissement rapide du pouls et même à des défaillances répétées, mais en général de courte durée. A la suite de ces crises, les garde-robes sont souvent de mauvaise nature, molles, fétides, etc.

C'est dans cette forme si douloureuse de la dyspepsie gastrique ou intestinale que les préparations narcotiques sont particulièrement indiquées et généralement très-utiles, comme nous le verrons plus loin.

ARTICLE III.

DES SYMPTÔMES DE LA DYSPEPSIE BOULIMIQUE.

On peut encore rapporter aux variétés de la dyspepsie certaines formes de la boulimie, dans lesquelles il n'y a pas seulement besoin de manger beaucoup et souvent, comme dans la grossesse, et plus rarement dans l'hystérie ; mais où des vomissements surviennent de temps à autre, soit quand l'appétit n'est pas immédiatement satisfait, soit en dehors de cette condition. J'ai tout récemment observé un cas de ce genre chez un jeune homme de vingt-quatre ans, d'un embonpoint et d'une fraîcheur remarquables, offrant toutes les apparences de la santé et de la force, dont les muscles en particulier avaient un développement considérable. Le besoin de manger se faisait sentir chez lui toutes les deux heures, la nuit comme le jour, et même jusqu'à 15 fois en 24 heures ; il prenait à chaque repas des aliments solides, des viandes fortes, en quantité égale environ à celle que prend un homme de son âge qui ne fait que deux ou trois repas par jour. S'il tardait à satisfaire son appétit, il était pris soudain de vomissements ordinairement glaireux, et quelquefois bilieux. Mais, parfois aussi, entre ces repas multipliés et sans éprouver une faim pressante, il vomissait des aliments ; il y avait donc à la fois, dans ce cas, faim excessive et inaptitude, au moins par intervalles, à digérer. A ces troubles digestifs se joignait une telle faiblesse des *muscles hypertrophiés*, que la marche ne pouvait être soutenue au delà d'une demi-heure ; et l'intelligence, de son côté, était si débile, que le travail de l'esprit, une simple lecture, ne pouvait pas se prolonger au delà d'un quart d'heure sans amener d'abord une fatigue extrême, et, bientôt après, des vomissements semblables à ceux qu'un appétit morbide occasionnait inévitablement, lorsqu'il n'était pas immédiatement satisfait.

ARTICLE IV.

DES SYMPTÔMES DE LA DYSPEPSIE ACIDE.

La dyspepsie est, chez un certain nombre de personnes, accompagnée d'une altération très-remarquable de la salive, qui, d'alcaline qu'elle est chez l'homme sain, devient acide et communique cette acidité à l'haleine qui sort des voies respiratoires. Cette acidité est généralement assez prononcée pour que le médecin, qui se trouve en face du malade, en soit averti par son odorat. Lorsqu'elle est plus faible, il ne la constate bien qu'en s'approchant assez de lui pour recevoir et apprécier son haleine, exhalée lentement, la bouche grandement ouverte. Dans les cas les plus prononcés, l'air de la chambre du malade est comme imprégné de cette acidité, que j'ai plusieurs fois reconnue dans la pièce qui précédait celle que le malade habitait. Le papier de tournesol, placé quelques secondes sur la langue, rougit, et fournit la confirmation chimique du fait, signalé suffisamment par l'odorat. Lorsque les malades ont des régurgitations ou des vomissements, la même odeur acide se rencontre presque toujours, à un degré très-prononcé, dans les matières régurgitées ou vomies, et même dans les renvois gazeux. Le malade a lui-même dans la bouche ce goût *sur*. Il s'en plaint; il est presque toujours conduit par son propre instinct ou par ses observations, à s'abstenir des choses acides, et même aussi des choses acidifiables. Il a de l'éloignement pour le vin et les boissons vineuses ; il en a pour le sucre en particulier, parce que ces substances lui *surissent* dans l'estomac et augmentent même le goût *sur* dont la bouche est le siége. Les symptômes de cette espèce de dyspepsie portent principalement sur les voies digestives supérieures. Les matières alvines participent-elles ordinairement ou dans quelques cas, à cette disposition ? C'est un point sur lequel je n'ai pas assez dirigé mon attention, et sur lequel, dès lors, je ne saurais avoir une opinion arrêtée; je dois dire seulement, que dans certaines diarrhées des enfants les selles présentent une odeur acide très-prononcée.

Cette forme de dyspepsie est communément accompagnée de plus d'inappétence, de dégoût, et surtout de plus de tendance aux vomissements que les autres. Lorsqu'elle se prolonge, elle devient d'autant plus sérieuse qu'elle peut être le commencement d'une maladie très-grave, que nous croyons ne pas devoir comprendre sous une même dénomination avec les dyspepsies. Celles-ci forment un ordre de maladies très-pénibles sans doute, souvent très-opiniâtres, mais généralement exemptes de danger et susceptibles d'être efficacement combattues par un traitement convenable, dont l'hygiène fournit les principaux éléments. La maladie dont nous voulons parler, au contraire, et dont nous exposerons les symptômes dans le chapitre consacré au diagnostic, est presque constamment mortelle.

ARTICLE V.

DES SYMPTÔMES DE LA DYSPEPSIE ALCALINE.

Si, comme nous venons de le voir, il existe une forme de dyspepsie liée à la prédominance des acides, soit dans la totalité, soit dans une partie des voies digestives, on doit se demander s'il n'existerait pas aussi des cas dans lesquels une disposition inverse, c'est-à-dire une prédominance alcaline, constituerait également une forme de dyspepsie, ayant ses causes, ses symptômes et son traitement particulier. Une induction naturelle porterait à l'admettre et, tout au moins, engagerait à diriger l'observation vers ce sujet. Ses causes, sans être manifestes, peuvent cependant être entrevues. C'est généralement au printemps et en été, à la suite d'une alimentation principalement animale, comme celle de l'hiver, saison dans laquelle les végétaux frais, les fruits n'entrent que, pour une part beaucoup moindre dans la nourriture de l'homme, qu'on voit survenir, avec ou sans embarras gastrique, cette soif vive, ce désir des boissons et des aliments acides, ce dégoût pour la viande, avec odeur fétide de la salive, goût amer de la bouche, et souvent régurgitation et vomissement de matières bilieuses. On serait également porté à admettre en théorie que la dyspepsie acide surviendrait particulièrement sous l'influence d'un régime opposé, en été et en automne, quand l'abondance des fruits et des légumes conduit à user de ces aliments de préférence aux matières animales. Si l'on compare entre eux les symptômes de ces deux formes de dyspepsie, on y remarque un contraste frappant, comme aussi entre les instincts qui inspirent, dans le premier cas l'éloignement, dans le second cas le goût exclusif des substances acides et acidifiables.

Je ne fais qu'appeler l'attention des praticiens sur cette forme de dyspepsie, que je n'admets qu'avec réserve, n'ayant pas moi-même suffisamment fixé la mienne sur ce sujet pour avoir une opinion arrêtée.

ARTICLE VI.

SYMPTOMES DE LA DYSPEPSIE DES LIQUIDES.

Il n'est pas rare de voir des sujets dont l'estomac, affaibli par des causes diverses, et le plus souvent par d'autres maladies, ne peut digérer que des liquides, tels que du bouillon et du lait, pendant un certain nombre de jours; puis des liquides épaissis par des fécules, par des pâtes, sont acceptés sous forme de potages; puis après les potages, viennent graduellement les aliments solides. C'est ce que chacun observe journellement dans la convalescence des malades ; c'est chose connue de tous; c'est le passage graduel de l'alimentation la plus légere à l'alimentation ordinaire. Il n'y avait donc aucun motif de traiter à part de cette *dyspepsie consécutive*, dans laquelle les aliments solides ne seraient pas digérés, et qui se rattache à la maladie qui se termine.

Il en est tout autrement d'une disposition inverse de l'estomac qui, soit temporairement, soit le plus souvent pour un long temps, devient impropre à *bien digérer* les liquides, tandis que la digestion des aliments solides continue à s'opérer à peu près régulièrement.

La difficulté de digérer les liquides constitue un état morbide sur lequel l'attention des médecins, à ce que je sache du moins, n'avait pas encore été appelée, à l'époque où je l'ai signalée dans mon enseignement clinique de l'Hôtel-Dieu, il y a environ quinze à dix-huit ans.

Les personnes chez lesquelles existe cette forme de dyspepsie, n'ont pas ordinairement la conscience du trouble que produit chez elles l'ingestion des liquides dans l'estomac. Elles remarquent que leurs digestions sont pénibles; mais rarement elles sont conduites par leurs propres observations à en reconnaître la cause, à en discerner le principal phénomène. Quelques-unes disent bien qu'il leur semble que *leur estomac est noyé dans l'eau;* mais elles n'en tirent pas la conclusion pratique de l'abstention des liquides. Plusieurs même boivent dans les intervalles des repas, pour calmer les malaises, dont l'épigastre est le siége, et bien qu'elles aient constaté habituellement l'insuffisance de ce moyen, qu'elles aient reconnu même que le plus souvent, après avoir bu, leurs souffrances augmentent, elles ne concluent que rarement de l'effet à la cause. J'ai vu, toutefois, avec l'honorable docteur Azcavate, un malade qui n'était pas dans ce cas.

Il avait très-bien remarqué que, soit dans l'état de *santé*, soit dans l'état de maladie, moins il buvait mieux il se trouvait; il ajoutait que toutes les fois qu'étant malade ou simplement incommodé, il réclamait les secours de l'art, on ne manquait guère de lui prescrire une boisson dont il se trouvait constamment mal; qu'en ayant fait la remarque aux médecins qui le traitaient, et ceux-ci ne tenant pas compte de son observation, il avait fini par supprimer dans leurs prescriptions tout ce qui était tisane; que si, au contraire, après avoir lutté sur ce point, il avait, par une déférence assez naturelle, fini par céder, il avait souffert de l'estomac et observé comme résultat constant de l'usage de boissons abondantes, la sécheresse de la bouche, la diminution de l'urine et la couleur plus foncée de ce liquide. J'ai observé chez plusieurs autres sujets des effets tout semblables. Je citerai en particulier le fait d'une dame qu'une dyspepsie de ce genre, mais portée à un degré considérable, avait réduite à un tel degré de faiblesse et de maigreur (ce qui est fort rare dans ces cas) que sa famille avait conçu de très-graves inquiétudes sur son existence. Le régime sec la remit complétement; mais elle ne pouvait s'en écarter sans en souffrir immédiatement. Elle me rapporta, entre autres choses, que si, dans une réunion nombreuse du soir, elle se laissait aller, à raison de la chaleur, à prendre un verre d'eau pure ou édulcorée avec quelque sirop, elle se réveillait le lendemain matin avec une sécheresse presque complète de la bouche et une sorte de suppression d'urine.

Les personnes atteintes de l'espèce de dyspepsie qui nous occupe, accusent en outre la plupart des malaises qui se font sentir dans les autres formes de dyspepsie. Elles se plaignent de digérer péniblement, de souffrir après leurs repas, pendant plusieurs heures, d'être sans appétit, de n'avoir pas le bien-être et l'entrain dont elles avaient joui autrefois. Si le mal a de l'intensité et de la durée, il amène, comme dans ses autres formes, une diminution plus ou moins notable dans l'embonpoint et les forces : chez la dame dont il a été question dans cet article, le dépérissement avait fait craindre l'existence d'une lésion organique de l'estomac.

Le symptôme particulier à cette dyspepsie est la production, dans la région stomacale, d'un bruit de *clapotement* dû évidemment à la présence simultanée d'une quantité plus considérable sans doute que dans l'état sain, de liquides et de gaz, dans la cavité de ce viscère. Ce bruit se fait entendre dans les grands mouvements auxquels le malade se livre, qu'il se lève ou se couche, qu'il s'incline rapidement sur un côté ou sur l'autre. Il s'en aperçoit souvent lui-même, mais sans y attacher d'importance et sans juger nécessaire d'en informer le médecin, qui le constate facilement et à peu près constamment, à quelque distance des repas qu'il examine le sujet, en exerçant avec la main une pression rapide sur la partie gauche de l'épigastre, dans le point correspondant au grand cul-de-sac de l'estomac. Il le produit également et mieux encore en plaçant ses deux mains sur les flancs du malade, et en imprimant au torse, légèrement soulevé, deux ou trois secousses latérales : c'est un examen qu'il faut ne jamais omettre chez les sujets atteints de dyspepsie. Pour ce mode d'exploration, le malade doit être couché à plat sur son lit ou sur un canapé ; et il est indispensable, ou du moins préférable, que le ventre soit à nu, ou recouvert d'un seul vêtement comme la chemise, ou le gilet de flanelle.

La présence d'un liquide dans l'estomac, chez un sujet qui vient de manger et de boire, est chose qui paraît toute naturelle, et le clapotement perçu dans ces conditions semblerait devoir être normal, et même constant ; cependant il n'en est rien.

En effet, ni les mouvements imprimés au torse, ni la pression rapide de la main sur le flanc gauche, ne déterminent ce phénomène chez l'homme en santé, même après le repas, tandis que dans certaines conditions morbides, il est reproduit constamment lorsqu'on le cherche et qu'on le provoque, plusieurs heures après le dernier repas, et même quand l'heure du repas suivant est arrivée.

D'où il est naturel de conclure que les liquides ingérés dans l'estomac n'ont été ni absorbés, ni poussés en totalité dans les intestins, qu'une quantité notable reste constamment dans l'estomac, qui semble être devenu inhabile à les digérer convenablement. J'ai constaté ce clapotement chez un homme qui vint me consulter chez moi, et qui n'avait rien bu depuis la veille à l'heure de son dîner; il s'était passé dix-sept heures, d'après son évaluation. Il avait observé que l'usage des boissons exaspérait constamment des coliques auxquelles il était depuis longtemps sujet, coliques ordinairement sèches, rarement avec dévoiement. Lorsqu'il vint me voir pour la première fois, il se plaignait aussi de palpitations pénibles ; le cœur semblait augmenté de volume et présentait à sa partie moyenne un bruit de souffle très-prononcé. Sous l'influence d'un régime convenable, suivi pendant quelques mois, et composé exclusivement de substances solides, tous ces accidents, clapotement, palpitations, avaient complétement disparu. Les palpitations étaient sans doute de la nature de celles que nous avons signalées dans la dyspepsie flatulente. J'ai vu un autre individu, atteint de dyspepsie des liquides, qui, en appuyant avec quelque force la main sur l'épigastre, faisait remonter dans sa bouche plusieurs onces d'un liquide aqueux ; mais ce fait a été unique pour moi. La percussion permet de constater, comme la succussion, la présence simultanée de gaz et de liquides dans l'estomac. Ce viscère présente, dans quelques points de la région qu'il occupe, un son plus mat, dans d'autres, un son plus clair qu'à l'état normal; et si l'on fait incliner le malade tantôt vers un côté, tantôt vers l'autre, on reconnaît que le même point présente alternativement une sonorité très-différente ou même tout opposée.

Le clapotement stomacal pourrait se confondre avec un bruit analogue, dont les gros intestins sont quelquefois le siége, qui se produit également par le mouvement de la totalité du tronc, mais mieux encore par la pression rapide de la main sur les régions occupées par les côlons. On le rencontre particulièrement chez les sujets qui ont pris récemment un lavement, et chez ceux qui sont atteints de diarrhée séreuse. La connaissance de ces conditions et le siége spécial du clapotement suffisent pour le distinguer du clapotement stomacal, qui, produit dans une cavité plus grande, donne un bruit différent, qui se distingue du clapotement intestinal, comme le gargouillement, produit dans une vaste caverne tuberculeuse, se distingue des craquements humides moins volumineux qui ont lieu dans les petites cavités.

Il est à peine nécessaire d'ajouter que le bruit analogue que détermine la succussion du tronc chez les sujets atteints d'hydropneumothorax, pourrait aussi être confondu avec le clapotement stomacal, à raison de la proximité des organes où ces deux bruits sont produits. Mais les circonstances toutes différentes, dans lesquelles ils ont lieu, éloignent toute possibilité d'erreur de la part d'un observateur attentif. Je dois dire que quelquefois une erreur de ce genre a été commise, non par des médecins, mais par de jeunes élèves : elle était en sens inverse : le clapotement stomacal a été pris par eux pour le bruit hippocratique ; mais un moment d'attention leur suffisait pour reconnaître leur erreur et rendre à ce phénomène son véritable siége et sa valeur réelle.

Les phénomènes, qui accompagnent la dyspepsie *stomacale* des liquides, ont, comme on l'a vu, des caractères si évidents, qu'il est facile de la reconnaître. On doit se demander si le *canal intestinal* n'est pas sujet à une affection semblable, s'il ne devient pas lui, comme l'estomac, inhabile à digérer convenablement les liquides qui sont transmis par l'estomac. Si la chose est difficile à démontrer, il est du moins naturel de l'admettre par induction. Lorsqu'on rencontre des individus chez lesquels les boissons produisent, dans les régions moyennes et inférieures du ventre, des gargouillements habituels accompagnés de mouvements intestinaux, de coliques sourdes et prolongées, et suivies de selles molles et aqueuses ; lorsqu'on voit ces diarrhées ne céder qu'au régime sec, après avoir résisté plus ou moins longtemps aux moyens ordinairement employés pour les combattre, n'est-on pas porté à admettre, au moins comme chose probable, que cette espèce de diarrhée se rattache à l'inaptitude des intestins à digérer les liquides? C'est un point sur lequel nous appelons l'attention et la sagacité des observateurs.

CHAPITRE CINQUIÈME.

MARCHE DES AFFECTIONS DYSPEPTIQUES.

La marche des affections dyspeptiques offre, soit dans ses périodes successives, soit dans ses phases quotidiennes, de grandes variétés, de nombreuses oscillations. Nous n'avons pu nous abstenir d'en signaler un certain nombre dans les chapitres consacrés aux causes et aux symptômes de la dyspepsie en général, et de ses principales formes. Il en résultera quelques répétitions qu'on nous pardonnera, parce qu'il n'était pas sans utilité de réunir dans un même chapitre tout ce qui a rapport à ce point particulier des maladies qui nous occupent.

Parmi les dyspeptiques, quelques-uns offrent dans leurs souffrances une continuité et une égalité telles qu'on serait tenté d'y reconnaître le type de quelque maladie organique; tandis que, chez d'autres l'intensité des symptômes varie à un tel point, qu'à des intervalles de quelques jours, et même de quelques heures, la même personne semble passer d'une apparence de santé à un état sérieux de maladie. Mais, le plus souvent, ces différences sont moins tranchées, et se réduisent à des alternatives fréquentes d'exacerbations et de rémissions, plus prononcées toutefois que dans la plupart des autres maladies, et susceptibles, le plus souvent, d'être expliquées par les particularités quotidiennes du régime, par les circonstances physiques et morales qui troublent ou favorisent le travail digestif, par l'action combinée des diverses causes de dyspepsie. Par une étude attentive de ces vicissitudes et une investigation suivie des influences auxquelles on doit les rattacher, on parvient à confirmer ou à infirmer l'étiologie et le diagnostic du mal, et l'on est conduit aux indications les plus sûres. La connaissance des circonstances qui, chez chacun, entretiennent, aggravent ou diminuent les souffrances, éclaire, sur le traitement, plus que toutes les théories, plus même que toutes les données les plus exactes de la thérapeutique générale, à la condition que ces influences auront été observées avec soin pendant un temps suffisant, et leur effet exactement constaté. Car ici, comme partout, cette appréciation offre souvent des difficultés, par la coexistence d'influences nombreuses, agissant simultanément avec une puissance inégale et variable, les unes manifestes, les autres obscures ou tout à fait voilées et qui peuvent n'être pas toutes connues du médecin, soit parce que son investigation aura été incomplète, soit encore parce que plusieurs d'entre elles, et souvent les plus importantes, auront été dissimulées par le malade. De là, la double nécessité, pour le médecin, d'employer tout ce qu'il a de sagacité et de pénétration dans la recherche et l'appréciation des causes, et surtout des influences *morales*, dont la connaissance est si précieuse et si difficile à acquérir complétement, et ensuite de mettre une grande circonspection dans ses conclusions.

Indépendamment de ces conditions délicates, il en est d'autres encore que les dyspeptiques dissimulent avec non moins d'habileté, à leur grand et manifeste préjudice : je veux parler des infractions secrètes qu'ils font à leur régime, et dont le médecin ne peut, le plus souvent, avoir la connaissance qu'en interrogeant à part et successivement toutes les personnes qui approchent le malade, famille, amis, serviteurs. Encore est-il quelques malades qui ne mettent personne dans leur confidence, et qui préparent et consomment à eux seuls les délits qu'ils commettent.

En dehors de ces faits, et même avec les difficultés que nous venons de signaler, le médecin parviendra le plus souvent à trouver les causes de ces changements, dans l'absence ou l'excès d'exercice physique et d'occupations intellectuelles, dans les émotions et les préoccupations que chaque jour amène, quelquefois dans les variations atmosphériques, qui, sans être ordinairement assez puissantes pour donner lieu au développement de la dyspepsie, le sont assez, chez quelques sujets, pour en diminuer ou en exaspérer l'intensité. Ajoutons toutefois que, dans le cours de la dyspepsie, comme dans celui de presque toutes les maladies auxquelles l'homme est exposé, il survient des rémissions et des exacerbations peu intenses, mais sensibles, qui semblent être l'effet d'une loi commune à tous les organes malades, en vertu de laquelle leurs souffrances offrent des oscillations presque journalières, que rien ne semble expliquer, qui paraissent, par conséquent, spontanées. C'est ce qu'on observe dans les maladies même, où nul changement dans les conditions où le malade est placé ne peut en rendre compte, dans les phlegmasies aiguës, par exemple, dans les maladies fébriles, qui obligent le malade à garder le lit et à ne prendre que des boissons aqueuses.

Mais s'il est souvent difficile dans les dyspepsies de se rendre compte des légères différences que présente l'intensité des souffrances, il en est, en général, autrement pour les exacerbations bien prononcées qui surviennent soit journellement, soit à de plus longs intervalles. Dans ces cas le médecin, convaincu que de tels changements ne surviennent pas sans causes appréciables, doit arriver à les connaître. S'il n'y parvient pas immédiatement, il doit soupçonner quelque dissimulation ; or, en présence de malades habiles à dissimuler, il doit lutter d'habileté pour découvrir ou tout au moins entrevoir ce qu'on cherche à lui cacher. Ajoutons que le redoublement même des souffrances concourt à arracher au malade une confession plus complète.

Dans ces grandes exacerbations que présentent par intervalles les dyspepsies, on parvient presque toujours à discerner, comme point de départ, quelque faute grave contre les lois de l'hygiène. C'est dans ces exacerbations que se montrent les douleurs abdominales plus intenses, les nausées, le vomissement ou la diarrhée, quelquefois l'un et l'autre, et tous les accidents décrits en parlant de la forme la plus grave de la maladie.

Chez quelques sujets, ces exacerbations, ces crises, selon leur expression, se reproduisent avec une sorte de régularité, et cette régularité s'explique, dans certains cas, très-naturellement : c'est chaque semaine, à jour fixe, le lendemain du dîner de famille et d'amis, qu'on observe cette aggravation périodique des souffrances. L'abondance des mets et l'encouragement de parole et d'exemple donné par des convives bien portants, deviennent, pour les dyspeptiques, une cause facile d'entraînement et d'écart.

Dans la dyspepsie *stomacale*, l'ingestion des aliments, surtout aux principaux repas, est presque immédiatement suivie de l'exacerbation indiquée.

Elle peut porter sur les phénomènes sympathiques comme sur les symptômes locaux, ou sur les uns et sur les autres à la fois. Cette exacerbation dure souvent plusieurs heures, et celle qui succède au dernier repas n'a pas toujours cessé au moment du coucher. Elle se prolonge quelquefois pendant une partie de la nuit, et dans quelques cas plus rares jusqu'au réveil.

Dans la dyspepsie *intestinale*, les premiers malaises commencent plus tard, et se prolongent davantage. Dans l'une et dans l'autre dyspepsie, comme nous l'avons vu, la première partie de la nuit est troublée par des malaises abdominaux, de l'agitation, de la chaleur, un mauvais sommeil; puis, chez un assez grand nombre de sujets, à une heure déterminée, le plus souvent la même chaque fois, il s'opère dans l'abdomen un mouvement intérieur, accompagné de borborygmes, et suivi d'une détente qui permet un sommeil assez paisible jusqu'au matin. Plusieurs ont la sensation qu'une portion du canal digestif, distendue par les aliments pris la veille, parvient à s'en décharger. Quelques-uns affirment que c'est dans l'estomac lui-même que se produit ce mouvement. Ils affirment que leurs souffrances ont commencé dans l'*épigastre*, aussitôt ou peu après le repas, qu'elles y ont persisté, avec quelques modifications de nature et d'intensité, jusqu'au moment de la nuit où s'est opérée en eux cette sorte de mouvement intérieur auquel un bruit immédiat a succédé. J'ai donné des soins prolongés à plusieurs malades qui observaient très-attentivement tout ce qui se passait en eux, et qui ne doutaient pas que ce phénomène n'eût son siége dans ce viscère même, bien qu'il ne survînt que huit à dix heures après le dîner. Les vomissements d'aliments mal digérés qui ont lieu souvent douze, vingt-quatre heures après le repas, prouvent d'ailleurs surabondamment que la durée de la digestion stomacale n'est pas constamment limitée à quelques heures, que sa durée n'est pas égale chez tous, et qu'on ne saurait la déterminer chez chacun, d'après les bases établies pour le plus grand nombre. Une autre circonstance encore semblait confirmer ces malades dans la pensée que leurs souffrances avaient leur siége dans l'estomac : c'est qu'à ce bouleversement intérieur ne succédait aucune évacuation alvine morbide, tandis que le plus souvent, à un mouvement analogue qui se passe dans le conduit intestinal, succède une évacuation anormale soit dans la quantité, ou dans la consistance, soit dans la couleur ou l'odeur des matières expulsées.

Dans les cas assez communs où le trouble des digestions porte sur toute la longueur du conduit digestif, les malades sont avertis, par une succession de souffrances mobiles, du passage des substances alimentaires dans chacun des points qu'elles parcourent, depuis l'estomac qui les reçoit jusqu'au rectum qui les transmet au dehors. Il n'est pas rare non plus, dans ces cas, que l'ingestion des aliments dans l'estomac soit suivie presque immédiatement de l'expulsion par l'anus de matières liquides, qui ne sont pas celles, il est à peine nécessaire de le dire, qui viennent d'être ingérées, mais celles qui occupaient déjà un point plus ou moins avancé du canal intestinal. Du reste, cela n'a lieu que dans la forme diarrhéique, dont le siége est particulièrement dans le gros intestin, et non dans celle qui est accompagnée de constipation, dont le siége est généralement dans l'intestin grêle et dans laquelle le travail digestif est surtout marqué par des coliques sèches.

Parmi les dyspeptiques quelques-uns souffrent davantage en hiver, d'autres en été. Les grandes chaleurs de l'été, qui affaiblissent l'action des organes digestifs, d'une part, et, d'autre part, le froid de l'hiver, qui augmente l'appétit et les facultés digestives, donnent l'explication simple de ce premier fait. L'aggravation de la dyspepsie chez les personnes qui, pendant l'hiver, restent chez elles et changent la vie active qu'elles menaient à la campagne contre des habitudes opposées, a également son explication naturelle. Il n'est pas rare d'observer chez les dyspeptiques des périodes pendant lesquelles les troubles gastriques sont remplacés par des troubles intestinaux, et *vice versa*, sans que les causes de ces changements de siége soient généralement appréciées ; peut-être sont-elles moins rares, et susceptibles encore d'une explication assez naturelle, chez les sujets atteints d'affections mobiles, rhumatismales ou herpétiques.

Nous citerons enfin parmi les modifications que les dyspepsies offrent dans leur cours, ces métamorphoses qui étonnent au premier aspect, mais qui se rattachent le plus souvent à la prédominance des phénomènes sympathiques sur les phénomènes idiopathiques ou locaux, et réciproquement. Ainsi chez beaucoup de ces malades, quand la céphalalgie, quand les palpitations, la dyspnée ou les douleurs générales acquièrent un certain degré d'intensité, les douleurs abdominales diminuent, le malade oublie son estomac, et ne pense plus qu'aux souffrances nouvelles et plus pénibles qui se montrent ailleurs. Mais les troubles digestifs ne disparaissent pas réellement pour cela, et le médecin qui sait les chercher parvient presque toujours à les découvrir, comme nous l'avons dit précédemment, et comme nous le montrerons plus en détail dans le chapitre du diagnostic.

CHAPITRE SIXIÈME.

DU DIAGNOSTIC DES DYSPEPSIES.

Le diagnostic des dyspepsies comprend deux points principaux : 1° Discerner ces affections, au milieu des phénomènes généraux qui peuvent les voiler plus ou moins complétement ; 2° les troubles digestifs reconnus, déterminer si ces troubles se lient à une dyspepsie *essentielle* ou *symptomatique*, et, dans ce dernier cas, quelle est la maladie dont les désordres digestifs sont l'effet.

Le premier point a déjà été traité dans l'article consacré aux troubles sympathiques que détermine la dyspepsie, vers le cerveau, vers le cœur, vers la respiration, vers les membres, vers les organes sexuels. — Ainsi, dans beaucoup de cas, sous l'influence de digestions laborieuses dont les malades n'ont pas le sentiment, surviennent des troubles secondaires dont ils se plaignent vivement, et qui, à leur sens, constituent tout leur mal. — Tels sont la diminution graduelle de l'embonpoint et des forces, la céphalalgie, l'inaptitude au travail et l'affaiblissement de l'intelligence, la morosité du caractère, la somnolence dans le jour, l'insomnie pendant la nuit, les rêves pénibles, le cauchemar, quelquefois avec une sensation de strangulation; l'affaiblissement de la voix, la diminution des forces musculaires, avec irradiations douloureuses qui peuvent simuler des rhumatismes ou des névralgies. Ailleurs, les palpitations, l'irrégularité des battements du cœur, des défaillances même, des accès fébriles survenant surtout la nuit sous type quotidien, très-rarement sous type tierce, une sorte d'impuissance accidentelle, sont les seules souffrances que les malades accusent et qui pourraient, en absorbant l'attention du médecin, lui faire perdre de vue le véritable point de départ du mal, savoir, le trouble latent, mais reconnaissable, des fonctions digestives.

Nous ne reviendrons pas ici sur ces faits, parce que nous y avons suffisamment insisté dans les articles consacrés aux troubles sympathiques ou généraux qui accompagnent les dyspepsies. Il nous a paru suffisant, en même temps que nécessaire, de les rappeler, de les rapprocher les uns des autres, en traitant du diagnostic auquel ils appartiennent, autant au moins qu'à la symptomatologie et à la marche de ces affections.

ARTICLE Ier.

DU DIAGNOSTIC DE LA DYSPEPSIE ACCIDENTELLE, OU INDIGESTION.

Bien que ce chapitre doive être presque uniquement consacré à la dyspepsie habituelle, nous rappellerons cependant ici que la dyspepsie accidentelle, l'indigestion, n'est pas toujours d'un diagnostic facile, lors même que les aliments, ingérés en trop grande abondance dans l'estomac, n'ont pas été, en outre, arrosés par une quantité proportionnelle de vin. L'indigestion, avec et même sans ivresse, peut offrir l'apparence d'une forte congestion cérébrale, et même d'un état apoplectique, qui porterait le médecin à l'emploi des saignées générales, tout au moins inutiles dans la plupart de ces cas. Les questions, adressées aux personnes qui entourent les malades, mettent au moins sur la voie, et l'ingestion préalable d'une certaine quantité d'eau chaude dans l'estomac, provoquant le vomissement de ce qu'il renferme, peut lever toute espèce de doutes. Après le vomissement, les symptômes plus ou moins effrayants que présentait le malade, se dissipent rapidement, et il ne reste plus que la fatigue et le malaise qui sont les conséquences ordinaires d'une forte indigestion.

Les vomissements d'aliments, qui ont lieu quelquefois au début d'une maladie aiguë, dont l'invasion a été soudaine, pourraient donner à croire, comme on l'a vu dans la première partie, qu'il n'y a là qu'une simple indigestion, et que le lendemain le malade sera revenu à la santé. Cette erreur, bien qu'elle soit sans conséquence, pourrait être imputée à faute au médecin, et, le plus communément, il lui est possible de l'éviter. Les renseignements qu'il obtient du malade lui-même et des assistants lui font connaître que le repas de la veille n'a pas été plus copieux que d'ordinaire, et qu'aucune circonstance postérieure à ce repas n'a pu le troubler. S'il apprend, en outre, que le vomissement des aliments a été précédé de ce frisson intense qui marque l'invasion de beaucoup de maladies aiguës, de phlegmasies en particulier; que la fièvre était allumée depuis plusieurs heures quand le vomissement est survenu; qu'à l'encontre de ce qui a lieu dans le cas précédent, le malaise, qui avait précédé le vomissement, n'a pas cédé, ni diminué, qu'il a même augmenté : il devient évident qu'il doit être rattaché à une maladie qui débute, et qu'il n'est pas le fait d'une simple indigestion. Quelle sera cette maladie qui débute? Il n'est pas toujours possible de le déterminer immédiatement; et ce n'est pas, du reste, à ce moment, le point important. Toutefois, s'il règne une affection épidémique, éruptive, phlegmasique, paludéenne, puerpérale, c'est de ce côté que les présomptions se dirigent. Dans les cas où il n'existait, ni chez le malade, ni autour de lui, de motifs de craindre telle maladie plutôt que telle autre, il m'est souvent arrivé, quand le froid du début était intense et long, d'annoncer comme très-probable, surtout *chez les vieillards*, l'apparition prochaine des signes d'une pneumonie; et je ne saurais dire combien de fois l'événement a justifié ce diagnostic en apparence si hasardé. Le *vomissement*, n'ayant été suivi d'aucune amélioration, n'était qu'un phénomène accidentel; le *frisson violent* était le signe principal. Or, chez les vieillards, le *frisson violent* est un signe d'une immense valeur dans le diagnostic d'une pneumonie qui débute.

ARTICLE II.

DIAGNOSTIC DES DYSPEPSIES HABITUELLES DANS LEUR FORME COMMUNE.

Nous nous occuperons d'abord du diagnostic des dyspepsies, qui n'ont pas de formes spéciales. Nous consacrerons un article à part aux difficultés que peut offrir le diagnostic de celles qui revêtent des formes particulières.

Le diagnostic de la dyspepsie habituelle ou chronique présente souvent de sérieuses difficultés : un long temps et une observation assidue sont alors nécessaires pour déterminer si les troubles digestifs qu'on observe sont essentiels, ou s'ils sont liés à quelque lésion dont ils ne seraient que l'effet.

ARTICLE III.

MALADIES QUI POURRAIENT SE CONFONDRE AVEC LA DYSPEPSIE.

Parmi les maladies qui offrent des ressemblances avec les dyspepsies, nous citerons l'embarras gastrique et intestinal, la gastrite et l'entérite chroniques, les affections organiques de l'estomac et des intestins, du foie, du pancréas, des épiploons, dans leurs premières périodes surtout, certaines hernies épiploïques latentes, et le relâchement extrême des parois abdominales, chez les sujets qui ont beaucoup maigri, chez les femmes qui ont eu beaucoup d'enfants. Il n'est pas rare d'observer, dans certaines lésions aiguës et organiques du cerveau, dans les affections chroniques des poumons, dans les simples bronchites, dans la coqueluche, dans l'albuminurie, dans les affections des reins et de la vessie, dans celles de la matrice, des troubles sympathiques ou secondaires des voies digestives. Mais dans ces derniers groupes de maladies, le diagnostic n'offre de l'incertitude que par exception : aussi ne ferons-nous ici que les indiquer, et nous garderons-nous d'énumérer les signes qui les distinguent. Il en est autrement pour la première série de maladies que nous avons indiquées, et qui présentent, dans leurs symptômes, assez de ressemblance avec la dyspepsie, pour que le diagnostic rencontre souvent des difficultés réelles.

§ 1er. — Embarras gastrique et intestinal.

Les affections désignées sous les noms d'embarras gastrique et intestinal sont peu connues dans les conditions matérielles qui les constituent; mais elles sont bien connues du praticien, qui sait qu'au moyen d'un vomitif ou d'un purgatif, il débarrassera promptement le malade qui en offre les signes. Ces affections sont caractérisées par des troubles digestifs assez tranchés pour qu'on ne les confonde pas avec la dyspepsie. L'invasion prompte de l'embarras gastrique et intestinal, l'amertume et la fétidité de la bouche et des matières vomies ou évacuées par bas, l'enduit épais dont la langue est couverte, les nausées, les vomissements, ne permettent guère de confondre ces indispositions passagères avec la dyspepsie, dont la durée est généralement de quelque longueur. La guérison ordinairement prompte au moyen d'un vomitif ou d'un purgatif, selon que les symptômes portent sur l'estomac ou les intestins, ne laissent pas de doute sur la nature du mal.

§ 2. — Gastrite et entérite.

L'inflammation de l'estomac, cette trop célèbre gastrite, dont Broussais avait fait le piveau de sa médecine, est une maladie presque effacée des cadres nosologiques actuels, et surtout des relevés quotidiens et annuels des maladies observées dans la plupart des villes. Il faut reconnaître, en effet, que si l'estomac ressent facilement de la fatigue, si son action régulière se dérange fréquemment par un mauvais régime, il est assez rare que les causes qui agissent sur lui y déterminent une inflammation proprement dite, à moins que ces causes ne soient elles-mêmes du nombre de celles qui produisent une inflammation sur toutes les parties vivantes avec lesquelles elles seraient mises en contact comme des boissons brûlantes, des agents chimiques, des acides ou des alcalis concentrés, des sels corrosifs, ou des végétaux âcres. Encore ces agents détermineraient-ils une inflammation artificielle, comme la moutarde ou les cantharides appliquées à la peau, et ne produiraient-ils pas une phlegmasie proprement dite, comme l'érysipèle ou la pneumonie, qu'on appelle par ce motif phlegmasies *spontanées*. Non assurément que celles-ci se développent sans cause, mais parce qu'elles sont le résultat de causes internes que nous ne pouvons saisir, de modifications intimes de l'organisme qui nous échappent. L'estomac n'est pas entièrement à l'abri de ces phlegmasies proprement dites, mais il n'en est que très-rarement atteint; tandis que les intestins, surtout dans certains points de leur étendue, y sont très-sujets. L'inflammation de l'estomac, sous forme aiguë, est caractérisée par une invasion prompte, par une douleur vive dans l'épigastre, que la pression extérieure augmente, par un sentiment de chaleur, par une soif intense, par des vomissements souvent répétés, et sans soulagement, des liquides portés ou exhalés dans l'estomac et dans la partie voisine des intestins, et enfin par un mouvement fébrile plus ou moins prononcé.

Dans la *gastrite chronique*, les mêmes phénomènes se retrouvent sans ou avec peu de fièvre, peu de chaleur, moins de soif, avec une sensibilité encore prononcée à la pression, une augmentation notable des douleurs par l'ingestion des aliments les plus légers et les plus doux, et par une aggravation considérable des symptômes, si les aliments ingérés ont quelque principe excitant. Souvent aussi, sous l'influence d'une de ces causes, et quelquefois sans cause appréciable, la gastrite chronique reprend la forme aiguë, chaleur, soif vive, vomissements, fièvre plus ou moins intense, et cette transformation est d'un grand secours dans le diagnostic, comme a pu l'être dès le principe le développement d'une gastrite aiguë, passant à la forme de gastrite chronique. Les phlegmasies intestinales se distinguent à des signes analogues et souvent par des évacuations caractéristiques.

§ 3. — Maladies organiques de l'estomac.

Mais c'est surtout dans les maladies organiques de l'estomac, dans leurs premières périodes, que le diagnostic présente fréquemment de sérieuses difficultés. Ces difficultés sont telles quelquefois, que le médecin qui tient à ne pas hasarder son jugement se voit dans la nécessité de le suspendre jusqu'à ce que de nouveaux signes lui permettent de l'établir définitivement. Il n'en est pas cependant toujours ainsi. Dans quelques cas une hémorrhagie stomacale, un melæna, survenant avant tout dérangement notable des fonctions digestives, après l'âge de trente à quarante ans, peut révéler de prime abord l'existence d'une lésion organique. Chez d'autres également, une sorte de dépérissement graduel, une diminution lente de l'embonpoint et des forces, un changement dans la coloration du visage, précèdent de plusieurs semaines, de plusieurs mois même les troubles digestifs, ou sont accompagnés d'une inappétence croissante, qui va jusqu'au *dégoût*. Or, ces divers signes, le dernier surtout, qu'on n'observe pas, du moins d'une manière permanente, dans la dyspepsie, deviennent ici d'une grande valeur. Enfin, en même temps que les premiers troubles digestifs apparaissent, il n'est pas très-rare de reconnaître, par la palpation attentive et méthodique du ventre, dans quelque point de la région épigastrique, une rénitence qui, ajoutée aux autres signes, ne laisse plus de doute sur l'existence d'une maladie organique. Cette rénitence, dont la présence est d'un si grand poids dans le diagnostic, n'est quelquefois appréciable que dans des conditions particulières. Occupe-t-elle un point de l'estomac, supérieur au rebord des côtes? elle peut n'être perceptible que dans la position assise, par l'abaissement des viscères abdominaux. Occupe-t-elle la face antérieure de l'estomac ou la grande courbure?

elle n'est accessible que par intervalles, quand l'estomac est distendu par une certaine quantité d'aliments, de boissons ou de gaz. C'est au contraire dans l'état de vacuité qu'une tumeur peut être plus facilement perçue, lorsqu'elle occupe la face postérieure de ce viscère. Enfin, en l'absence de toute tumeur proprement dite, l'extrême distension de l'estomac remplissant toute la région sus-ombilicale, avec sa forme ovoïde, révèle l'existence d'un obstacle au pylore; tandis que la dépression excessive de l'épigastre doit faire soupçonner un obstacle au cardia. Ces deux signes acquièrent plus de valeur si, avec la dépression épigastrique, il y a dysphagie ou régurgitation fréquente de mucus et d'aliments à peine altérés, sans vomissements proprement dits; si, avec la distension de l'estomac, il y a des vomissements rares, mais copieux, dans lesquels on reconnaît des traces d'aliments ingérés depuis plusieurs jours. Une hémorrhagie survient-elle, dans ces deux conditions si différentes du cancer stomacal, le sang sera rejeté, dans un cas, en totalité par les voies inférieures, à raison du rétrécissement du cardia; il sera rejeté en totalité ou principalement par en haut, dans le cancer pylorique, à raison de l'occlusion de cet orifice.

Un point important encore à signaler dans le diagnostic du cancer du pylore, c'est le déplacement considérable de cet orifice, dans l'énorme et graduelle distension de l'estomac, la tumeur pylorique pouvant descendre jusqu'à l'épine antérieure et supérieure de l'os des îles, après avoir successivement parcouru tous les points intermédiaires. Un autre point encore curieux est celui où l'ulcération de la tumeur pylorique agrandit cette ouverture; les vomissements cessent alors plus ou moins complétement et sont remplacés par le dévoiement.

Dans tous ces cas, le diagnostic devient facile e l'erreur presque impossible. Mais il en est d'autres dans lesquels nulle tumeur n'est ni perçue, ni perceptible : quand elle occupe, par exemple, la petite courbure ou la partie voisine des faces antérieure et postérieure de l'estomac, qui, comme la petite courbure, se cachent sous le point le plus élevé du diaphragme. Il en est à peu près de même encore dans les cas d'épaississement squirreux de la totalité des tuniques stomacales, entre les deux orifices restés libres. L'épaisseur de ces tuniques est très-difficile à apprécier par la palpation au travers des parois du ventre, et en outre, dans ce cas, comme dans ceux de tumeurs développées sur la petite courbure ou dans son voisinage, il y a le plus souvent absence de vomissements. C'est donc seulement à l'aide de signes indirects que le diagnostic peut s'établir, et beaucoup de ces signes ont une grande analogie avec ceux de la simple dyspepsie. Toutefois le *dégoût* pour les aliments, le peu d'aggravation des souffrances après leur ingestion, l'altération du teint qui prend l'aspect cancéreux et un dépérissement marqué permettent, dans le plus grand nombre des cas, de distinguer de la dyspepsie les troubles digestifs qui dépendent de ces formes du cancer stomacal. Je dois rappeler enfin que l'âge des individus est dans quelques cas une condition décisive pour le diagnostic : le cancer stomacal n'est pas une maladie de l'enfance, ni de la jeunesse ; la dyspepsie qui se montre à ces époques de la vie ne saurait appartenir à ces affections.

§ 4. — Tumeurs développées dans l'épiploon.

Des tumeurs développées dans l'épiploon, un engorgement quelconque du foie, du pancréas, de la rate, d'un rein, pourraient aussi donner lieu à des troubles digestifs, dont l'exploration du ventre montrera le point de départ. Resterait seulement à déterminer, d'après le volume, le siége, la forme et la consistance de ces tumeurs, leur nature anatomique et la part qu'elles auraient aux troubles digestifs qui, à la rigueur, pourraient en être indépendants.

§ 5. — Contraction des muscles abdominaux.

S'il est des cas assez nombreux de lésion organique de l'estomac, dans lesquels l'absence de toute rénitence appréciable à la palpation pourrait faire croire à une simple dyspepsie, il est aussi des cas assez fréquents de dyspepsie, avec sensibilité de l'épigastre à la pression de la main, dans lesquels la contraction d'une portion d'un des muscles droits abdominaux, de leur intersection supérieure en particulier, donne sous la main une sensation presque toute semblable à celle qui résulterait d'une tumeur placée derrière ces muscles. Mais d'abord la forme spéciale, *quadrilatérale*, l'étendue et le siége de cette rénitence, qui sont exactement ceux de cette intersection elle-même, doivent éveiller l'attention et le doute du médecin, et dès lors, en répétant plusieurs fois cette exploration, soit dans la même visite, soit mieux à quelques jours d'intervalle ; en mettant beaucoup de mesure dans la palpation qu'on exerce, à des degrés divers, avec une certaine persévérance, on parvient à saisir un moment où, soit par lassitude, soit par absence de douleur, le muscle cesse de se contracter, et avec la contraction la tumeur disparaît également, ce qui ne laisse plus d'incertitude sur la valeur séméiotique de cette rénitence. C'est surtout sous une main peu accoutumée à ces explorations, sous une pression trop forte ou saccadée, exercée avec l'extrémité des doigts, perpendiculairement et dans un seul point, que les muscles se contractent; tandis que, sous une pression douce et graduée, exercée uniformément, sans secousse, par la main tout entière, les muscles cessent de se contracter, et permettent au médecin de constater, au travers des parois abdominales relâchées, la souplesse et la dépressibilité naturelles des viscères qu'elles recouvrent. Je dois ajouter que la contraction des muscles modifie à un certain degré les résultats de la percussion elle-même, et que, pratiquée sur la portion ainsi contractée du muscle droit, elle pourrait, en donnant un son plus obscur, concourir avec la palpation à faire admettre à tort l'existence d'une tumeur placée derrière ce muscle. L'appréhension naturelle des malades, au moment où le médecin porte la main sur une partie de leur corps où existe quelque souffrance, les conduit à protéger cette partie en contractant les muscles qui la recouvrent. En vain leur recommande-t-on de les relâcher, l'instinct les entraîne à faire autrement, surtout lorsqu'une première exploration peu mesurée a déterminé une augmentation notable des douleurs. Lorsqu'on aborde un malade qui est dans ces conditions, il faut redoubler de précautions, faire que la position du corps soit parfaitement horizontale, que la flexion complète des cuisses sur le bassin ajoute au relâchement des muscles, chercher à porter ailleurs l'attention du patient et n'augmenter qu'insensiblement la pression que la main entière exerce sur la région épigastrique, la continuer assez longtemps pour que l'appréhension se calme et que la contraction cesse.

§ 6. — Lésions organiques des intestins.

Les lésions organiques des intestins, le cancer avec ou sans rétrécissement, les ulcérations tuberculeuses ou autres, donnent lieu à des troubles intestinaux bien plus graves que ceux qui appartiennent à la simple dyspepsie intestinale, mais qui, dans les premiers degrés de ces maladies, alors qu'ils sont moins intenses et que le mal dont ils sont l'effet est moins bien dessiné, pourraient laisser quelques doutes dans le diagnostic. Nous nous en référons à ce qui a été dit à ce même sujet, en parlant des maladies organiques de l'estomac dans leur première période.

§ 7. — Relâchement extrême des parois abdominales.

Par suite du relâchement extrême des parois abdominales qui succède à des grossesses nombreuses et rapprochées, les viscères abdominaux manquent quelquefois de soutien, les digestions peuvent s'en ressentir. On y remédie ordinairement par l'emploi d'une ceinture élastique, disposée pour envelopper tout le ventre, et exercer une pression douce et uniforme, qui supplée à l'action des muscles affaiblis et aux éraillements qui existent souvent alors entre leurs masses charnues, plus spécialement sur la ligne blanche.

§ 8. — Petites hernies épiploïques.

Mais une autre cause, plus importante à signaler, parce qu'elle est souvent méconnue, c'est l'existence de petites hernies épiploïques, soit au pli de l'aine, soit surtout dans les régions ombilicale et épigastrique. Là, en effet, se forment quelquefois, à l'insu des malades, sur la ligne médiane ou près d'elle, au travers d'un écartement des fibres musculaires ou aponévrotiques, de petites hernies épiploïques, désignées autrefois improprement sous le nom de hernies de l'estomac, qui donnent lieu à des troubles divers de ce viscère, et en particulier à des vomissements dont la cause échappe facilement au médecin qui ne la soupçonnerait pas. Je ne saurais dire combien de fois il m'est arrivé, comme à Pipelet (*Mémoires de l'Académie de chirurgie*), de trouver dans une hernie de ce genre la cause de troubles sérieux et opiniâtres des fonctions digestives, et en particulier de vomissements répétés qui, après avoir résisté à tous les remèdes stomachiques et anti-vomitifs, cédaient comme par enchantement à la réduction de la petite tumeur et à l'emploi d'un bandage propre à en prévenir la réapparition. Ces tumeurs, du reste, sont le plus ordinairement très-petites, elles ne font aucune saillie apparente à la vue dans le point qu'elles occupent, elles n'ont guère que le volume d'une noisette, ou même d'un pois, celui que présentent chez certains sujets quelques globules graisseux ; leur forme est ordinairement arrondie. On les distingue par la palpation faite avec le soin et le temps nécessaires, à une certaine fermeté qu'elles offrent sous le doigt, à leur réduction plus ou moins facile par le taxis, à la petite cavité qu'on trouve à la place qu'elles occupaient et dans laquelle le doigt pénètre, à la sensation d'un petit anneau membraneux, qui en est le col, dans lequel il se trouve serré, et enfin à la réapparition de la tumeur, soit par le simple retrait du doigt, soit par un effort que fait le malade pour se redresser, tousser ou se moucher (1).

§ 9. — Chlorose.

La chlorose, chez les femmes, donne lieu à des

(1) Le bandage à ressort d'acier avec pelote surmontée d'un mamelon central est souvent employé sans succès pour maintenir ces petites hernies. Dans les vacillations latérales de la pelote, le mamelon central change perpétuellement de place, et en abandonnant la petite cavité herniaire, laisse échapper l'épiploon. Pour remédier à cet inconvénient qui annihile l'action du bandage, j'ai l'habitude de mettre dans la dépression herniaire une demi-sphère en cire ou en ivoire, dont le côté convexe remplit cette dépression ; j'applique sur le côté plan de la *demi-sphere* un morceau de sparadrap de diachylon gommé de 6 centimètres de diamètre, qui la maintient immobile dans l'ouverture herniaire et j'exerce la pression convenable par un disque fixé à un ressort d'acier et assez large (8 centimètres) pour ne pas cesser, dans ses oscillations, de couvrir et de comprimer convenablement l'hémisphère de cire ou d'ivoire qui bouche l'ouverture de la hernie.

troubles digestifs qui nous paraissent appartenir à la chlorose elle-même dont elles ne sont qu'un symptôme. Il n'en sera question ici que sous le rapport du diagnostic.

Rien n'est plus commun chez les femmes chlorotiques, que de voir apparaître des troubles très-marqués et souvent bizarres des digestions; ce n'est même que par exception que ces malades continuent à vivre des aliments ordinaires, qu'elles digèrent bien, et qu'elles ne se plaignent pas de douleurs stomacales plus ou moins vives. A ces symptômes analogues à ceux de la dyspepsie commune ou névralgique, se joignent fréquemment chez elles des appétits bizarres, le goût des fruits verts, du vinaigre, des assaisonnements relevés ou même de certaines substances qui ne se mangent pas.

Cet ensemble de symptômes ne saurait être confondu avec ceux de la dyspepsie proprement dite : ils appartiennent évidemment à la chlorose, contre laquelle la thérapeutique doit être dirigée. La dyspepsie n'est ici qu'un symptôme; elle ne demande pas un traitement particulier et cède avec la maladie dont elle est l'effet.

La leucorrhée, dans le même sexe, donne assez souvent lieu à des douleurs sourdes, à des langueurs et à des tiraillements d'estomac, à une grande inégalité d'appétit, qui offrent une certaine analogie avec les symptômes de la dyspepsie; mais il y a cette différence notable, que l'ingestion des aliments dans les cas de simple leucorrhée, n'est pas ordinairement suivie d'augmentation des souffrances : quand cette augmentation existe, il y a à la fois chez la malade dyspepsie et leucorrhée, et la thérapeutique doit être dirigée en conséquence.

La leucorrhée chronique est d'ailleurs fréquemment liée à cette rougeur vasculaire qui entoure souvént l'orifice utérin et réclame un traitement spécial.

ARTICLE IV.

DIAGNOSTIC DES DYSPEPSIES DE FORMES SPÉCIALES.

Il nous reste à signaler certaines maladies qui ont une ressemblance particulière avec telle ou telle *forme particulière de dyspepsie*, avec la dyspepsie flatulente, la dyspepsie névralgique, la dyspepsie des liquides, la dyspepsie acide, et à indiquer les signes qui les distinguent.

§ 1er. — Diagnostic de la dyspepsie flatulente.

La dyspepsie flatulente, lorsqu'elle occupe l'estomac et qu'elle existe à un degré considérable, a pour principal effet de refouler le diaphragme, de comprimer le cœur et les poumons, et de simuler une affection de ces viscères. Mais comme, d'une part, l'exploration de ces viscères n'y montre aucun signe caractéristique de quelque lésion que ce soit, que l'émission des gaz est presque toujours suivie de la diminution ou cessation immédiate de la dyspnée, des palpitations, etc., et que d'autres signes encore de dyspepsie viennent confirmer le diagnostic, l'hésitation est rarement possible.

Dans le cas où les gaz occupent principalement les intestins, leur distension devient quelquefois telle, qu'on pourrait croire à quelque obstacle matériel à la progression des gaz, à une sorte d'occlusion de quelque point du conduit intestinal. Mais d'abord, dans la dyspepsie, la distension de l'intestin n'est jamais portée jusqu'à la tympanite, comme dans le rétrécissement intestinal; en second lieu, quand cette dernière affection existe, elle ne tarde guère à amener des symptômes si graves, qu'ils font un contraste complet avec la bénignité relative de la simple flatulence intestinale, qui n'entraîne ni les vomissements, ni la suppression des évacuations alvines qui seraient ou deviendraient la conséquence de l'étranglement et même du simple rétrécissement de l'intestin.

§ 2. — Diagnostic de la dyspepsie gastralgique ou entéralgique.

Les douleurs aiguës qui accompagnent la dyspepsie gastralgique ou entéralgique ressemblent quelquefois, par leur intensité, surtout après l'ingestion des aliments, à ces douleurs atroces qu'on observe par accès chez les personnes atteintes d'*affections cancéreuses* développées dans la cavité abdominale, étreignant ou envahissant les principaux nerfs rachidiens. Mais indépendamment d'une différence dans l'intensité et la durée moindres de ces crises chez les dyspeptiques, il ne reste, après qu'elles ont cessé, indépendamment des troubles digestifs eux-mêmes, d'autres tracès du mal que la fatigue qui en est la conséquence et la crainte de son retour. Dans le cas contraire, la maladie persiste avec tous ses éléments, ses tumeurs souvent multiples, le dépérissement, la couleur cancéreuse du teint, les retours de crises, dont l'ingestion des aliments n'est pas habituellement l'occasion. La gastralgie stomacale peut offrir enfin, par l'acuité et le développement soudain de ces *crises*, quelque ressemblance avec les *coliques hépatiques et néphrétiques;* mais ces dernières, indépendamment de beaucoup d'autres signes qui leur sont propres, ne laissant dans leurs intervalles aucun trouble permanent des digestions, ne peuvent donner lieu qu'à une incertitude passagère qui se dissipe bientôt.

§ 3. — Diagnostic de la dyspepsie de cause rhumatismale ou goutteuse.

Dans le cours des affections rhumatismales et goutteuses, que l'on considère ces affections comme des formes différentes d'une même maladie, et telle est notre manière de voir, ou comme deux maladies tout à fait distinctes l'une de l'autre, il n'est pas rare de voir apparaître des douleurs soudaines, quelquefois extrêmement vives, soit dans l'estomac, soit dans les intestins, au moment même où les douleurs abandonnent les muscles ou les articulations, qui sont comme le siége normal du rhumatisme et de la goutte. Ces douleurs peuvent offrir, par leur intensité, une grande ressemblance avec celles qui caractérisent les formes névralgiques des dyspepsies stomacale et intestinale : même violence dans les douleurs, même siége apparent, même altération dans les traits, même appréhension, dans les cas les plus graves, d'un péril actuel pour la vie, à raison de la pâleur et du refroidissement des téguments, de l'affaiblissement du pouls, des défaillances. Mais, dans le plus grand nombre des cas, les conditions dans lesquelles ces douleurs surviennent sont différentes, aussi bien que les accidents qui les accompagnent ou les suivent. Les douleurs dyspeptiques se montrent un temps déterminé après l'ingestion des aliments, et ce n'est que par degrés qu'elles ont acquis cette grande intensité. Elles sont souvent suivies de vomissements, quand elles occupent l'estomac, de selles altérées d'une manière quelconque, quand elles ont leur siége dans les intestins. Les douleurs rhumatismales du canal digestif surviennent, au contraire, d'une manière brusque; elles offrent dès leur première apparition une violence extraordinaire : elles se montrent dans le cours d'une affection rhumatismale, le plus souvent très-aiguë elle-même, à l'instant où les douleurs abandonnent les membres; elles ne donnent généralement lieu ni à des vomissements, ni surtout à des selles morbides : leur durée est ordinairement courte ; la réapparition des douleurs extérieures coïncide fréquemment avec leur cessation. Elles ont peu de tendance à se reproduire ; elles surviennent souvent chez des individus dont les fonctions digestives n'offraient habituellement aucun trouble sérieux, ni même léger.

Le diagnostic ne présente pas la même facilité dans quelques cas de *rhumatisme chronique* du canal digestif. Il faut toutefois reconnaître que chez beaucoup de rhumatisants et de goutteux, le principe de cette maladie ne se porte sur les organes digestifs que secondairement, et qu'il semble y être appelé par l'état habituel de souffrance qu'un mauvais régime ou l'abus des purgatifs ou l'absence d'exercice y entretiennent. Mais dans quelques cas aussi, sans appel de ce genre, sans aucune affection préexistante de l'estomac ou des intestins, sans trouble notable des fonctions digestives, des douleurs le plus souvent sourdes, quelquefois aiguës, surviennent graduellement, ou tout à coup, dans les viscères abdominaux, sous forme de coliques, de crampes, de tortillements, occupent successivement plusieurs points du ventre. Ici encore elles paraissent, par leur mobilité même, par leur intermittence, par leur acuité, par la manière dont elles alternent avec les douleurs rhumatismales ou arthritiques des organes de la locomotion, révéler leur identité avec ces dernières, et par conséquent la cause spéciale à laquelle elles appartiennent.

J'ai observé, dans une des salles de la Clinique de l'Hôtel-Dieu, un malade chez lequel il survint, dans le cours d'un rhumatisme articulaire aigu, des douleurs vives de l'abdomen, accompagnées de selles dysentériques, et aussi de vomissements dans lesquels on reconnut plusieurs jours de suite des mucosités sanguinolentes par petites masses, en tout semblables à des crachats de pneumonie aiguë, bien qu'il n'y eût chez ce malade aucun signe, aucun soupçon d'inflammation thoracique. C'était évidemment, non une dyspepsie, mais une phlegmasie de toute la muqueuse digestive, avec une sécrétion visqueuse, transparente et sanguinolente de l'estomac, que je n'ai observée dans aucun autre cas. Ici l'affection rhumatismale s'est portée sur l'estomac et les intestins avec un caractère inflammatoire aigu. Dans les cas plus nombreux de rhumatisme chronique ou de goutte atonique, avec métastase vers les voies digestives, l'affection se montre sans fièvre, sans phénomènes inflammatoires, et sous forme de douleurs d'intensité diverse, intermittentes et mobiles, comme les maladies rhumatismales, auxquelles elle appartient par sa cause. Les affections *herpétiques*, qui pénètrent si souvent dans les membranes muqueuses, surtout à leur point de communication avec la peau, peuvent aussi se porter sur les parties profondes de ces membranes, dans les voies digestives en particulier, et y produire des troubles variés, des désordres digestifs dont la cause est obscure et ne se révèle guère, comme dans les rhumatismes viscéraux, que par le rapprochement des phénomènes dont la peau a été le siége, et de ceux qui apparaissent dans l'estomac et les intestins.

§ 4. — Diagnostic de la dyspepsie des liquides.

La dyspepsie des liquides a ceci de particulier que le clapotement stomacal est commun à cette maladie et à certaines formes du cancer de l'estomac, au cancer du pylore surtout; mais à côté de ce point d'analogie, se présenteront des différences si nombreuses et si grandes, qu'il sera presque impossible de s'y tromper. Ce serait seulement dans les cas exceptionnels où l'intensité et la durée de la dyspepsie auraient déterminé, comme nous en avons indiqué un exemple, un dépérissement considérable, que le doute pourrait avoir lieu. Mais en tenant compte à la fois de la distension de l'estomac par les aliments et les boissons qu'il contient, de la diminution soudaine de son volume, après un vomissement copieux, de la perception d'une tumeur dans un des points que peut occuper le pylore, de la nature et de l'abondance des matières vomies, de l'altération spéciale du teint, on doit reconnaître que l'erreur est à peu près impossible, et que s'il y a quelquefois lieu à l'hésitation, ce ne peut être qu'à cette époque peu avancée de la maladie, où les maladies organiques ne se montrent encore que par des signes insuffisants.

§ 5. — Diagnostic de la dyspepsie acide.

La dyspepsie que nous avons, par abréviation, appelée acide, n'est pas en général d'un diagnostic difficile. Le plus souvent les malades accusent d'eux-mêmes ce goût acide qu'ils ont dans la bouche, qui persiste ou même augmente après les repas, et qui se produit d'une façon plus incommode encore après l'ingestion des choses acides ou sucrées. Toutefois quelques-uns ne parlent pas de ce phénomène, auquel ils n'attachent pas d'importance; certains sujets n'en ont même pas la perception, et ce n'est qu'en le recherchant lui-même que le médecin le constate, soit en s'assurant de l'odeur de l'haleine, soit en mettant dans la bouche du malade un papier bleu de tournesol, qui, par le contact de cette salive acide, devient immédiatement rouge.

Le point important ici, sous le rapport du diagnostic, est de ne pas confondre avec la simple dyspepsie acide, qui généralement ne présente pas de gravité, une maladie dont le premier symptôme est l'acidité de la salive et de l'haleine, et dont l'issue est presque constamment funeste. A cet effet, nous donnerons ici une description détaillée de cette affection à laquelle nous croyons devoir consacrer un article à part.

Quant à la dyspepsie alcaline, elle n'a pas été suffisamment étudiée pour y revenir ici. Nous renvoyons à ce qui a été dit précédemment.

ARTICLE V.

DESCRIPTION D'UNE MALADIE QUI SEMBLE ÊTRE LA FORME LA PLUS GRAVE DE LA DYSPEPSIE ACIDE, PAR SA FRÉQUENCE ET SON EXTRÊME GRAVITÉ.

Cette maladie que nous avons signalée depuis longtemps dans nos cours de clinique, sans lui donner un nom particulier, a appelé notre attention en 1832, dans le cours et sur tout vers la fin de la première épidémie cholérique qui exerça de si grands et si soudains ravages sur la population parisienne. Le nombre des personnes que j'ai vues atteintes de la maladie qui fait le sujet de cet article, dans l'espace de moins d'une année, s'est élevé à dix-huit, et sur ce nombre seize ont succombé. Elle débutait en général avec quelque lenteur, à la manière d'un embarras des premières voies, par la diminution, puis la perte de l'appétit, et quelquefois par le dégoût des boissons, une accélération médiocre, d'abord passagère du pouls, des nausées, et une acidité de plus en plus prononcée de la salive et de l'haleine. L'épigastre était à peine douloureux, même à la pression. Une faiblesse croissante obligeait, en quelques jours, à garder le lit, avec un grand malaise dans lequel les troubles digestifs tenaient toujours la première place; l'inappétence devenait complète; la langue se couvrait d'un enduit blanc; aux nausées succédaient les vomituritions et les vomissements de mucosités acides, puis de bile jaunâtre. L'acidité de l'haleine devenait de plus en plus prononcée; l'air de la chambre du malade en était comme imprégné; dans quelques cas même, cette odeur pénétrait dans une partie de l'appartement. Aux vomissements de matières jaunes succédaient les vomissements, quelquefois très-répétés, de bile verte. La faiblesse, la fréquence du pouls, l'altération des traits, la maigreur faisaient des progrès journaliers et rapides; le ventre était plat, indolent, moins sonore le plus souvent que dans l'état normal. La constipation était l'état le plus habituel; les selles n'avaient lieu qu'au moyen de lavements et de purgatifs : ces derniers étaient fréquemment rejetés par le vomissement.

Après quelques semaines d'accroissement dans les symptômes, les vomissements se modéraient ; mais la fréquence du pouls devenait plus grande, sans que la chaleur s'élevât beaucoup, ni constamment.

A cette période, des accidents cérébraux commençaient à se montrer : c'étaient la céphalalgie, l'agitation dans le sommeil, un délire d'abord passager, puis habituel, l'obscurcissement de la vue, des hallucinations singulières, le malade croyant apercevoir dans sa chambre, autour de son lit, des objets, des personnes, des animaux qui n'y étaient pas. Enfin un assoupissement de plus en plus fort, une sorte de coma précédait et annonçait inévitablement la mort prochaine des malades, après une lutte de trente à quarante jours.

En présence de symptômes aussi graves et d'une terminaison presque constamment funeste, je dus me demander à quelle lésion se rattachait cette terrible maladie. Malheureusement la plupart de ces faits se passaient hors des hôpitaux, et ce n'est que par exception que j'ai pu faire l'ouverture du corps de quelques-unes des personnes qui ont succombé. La membrane muqueuse de l'estomac, sur laquelle mes soupçons avaient naturellement porté, ne s'est montrée qu'une seule fois amincie et ramollie à un degré notable. Dans un cas, le seul viscère altéré était le foie, augmenté dans son volume, présentant une couleur *jaune-clair*, comme celle que les docteurs Louis et Trousseau avaient constatée chez les sujets morts de fièvre jaune à Gibraltar et sans altération sensible de consistance. Deux fois j'ai trouvé une collection notable de sérosité dans les ventricules latéraux du cerveau ; j'ai dû me demander si cette dernière lésion ne survenait pas seulement, avec les désordres fonctionnels de ce viscère, le délire, l'assoupissement, les hallucinations, le coma, dans la dernière période de la maladie. Enfin, dans un cas, j'ai constaté une lésion remarquable du cerveau, qui était parsemé de petites tumeurs, ayant le volume, la forme et surtout la transparence du cristallin. Ces faits insuffisants par leur nombre, et trop différents les uns des autres, ne sauraient, quant à présent, éclairer la nature anatomique de la maladie en question.

Depuis l'épidémie cholérique de 1832, cette affection s'est présentée de temps à autre à mon observation, d'une manière sporadique. Rarement une année s'est écoulée sans que j'en aie rencontré plusieurs cas. Je l'ai observée en particulier dans le cours de la grossesse, et là elle s'est montrée avec plus de gravité encore, s'il est possible, que dans les autres conditions. Si j'en excepte une femme admise à l'Hôtel-Dieu, dans mes salles de clinique, et chez laquelle l'avortement spontané a été suivi du rétablissement de la santé, toutes les autres femmes chez lesquelles la même maladie s'est développée, dans le cours de la gestation, ont succombé. Dan tous les faits dont le professeur Paul Dubois a ét témoin, la terminaison a été également fâcheuse. E présence de tels résultats, il a été conduit, et je l comprends mieux que personne, à se demander s en provoquant l'avortement, on ne parviendrait pa à sauver la mère, ne fût-ce même que dans quelques cas rares. Il a eu le courage de le tenter, mai malheureusement sans succès. On se rappelle le discussions fort vives qui eurent lieu sur ce point à l'Académie de médecine, et l'incertitude dans laquelle chacun est resté relativement à la détermination à prendre dans d'aussi graves conjonctures d'une part, la mort de la mère et de l'enfant es presque certaine, si l'on se borne aux moyens ordinaires; et, d'autre part, aucun exemple de succè n'a jusqu'ici confirmé l'espoir de sauver la mère e sacrifiant l'enfant. Le cas de guérison après l'avortement spontané que j'ai observé dans mes salles d clinique, semble porter à induire, mais ne démontre pas, que l'avortement provoqué pourrait avoi le même résultat.

L'inflammation purulente qu'on a quelquefoi constatée entre les membranes de l'œuf chez le femmes qui ont succombé, dans le cours de la grossesse, avec des vomissements opiniâtres, semblerai aussi militer en faveur de cette ressource dernièr dans cette funeste maladie.

Est-il nécessaire de dire, après ce qui précède, combien en est grave le prognostic? Un dixième au plus des malades qui se sont offerts à notre observation a survécu. Chez un certain nombre, une rémission passagère vers la fin de la première période a fait espérer une diminution définitive des accidents. Mais la recrudescence du mal venait bientôt détruire cette illusion : l'altération des traits, la grande faiblesse, la précipitation des pulsations artérielles, portées jusqu'à 130 et 150 par minute, la répétition plus fréquente des vomissements, la couleur verte des matières vomies, le délire d'abord passager, les hallucinations, la somnolence, le coma, révélaient l'accroissement du mal, et bientôt ne laissaient plus aucun doute sur la terminaison prochaine et fâcheuse de la maladie, malgré la suspension et la cessation même des vomissements, dans les huit à dix derniers jours de la vie.

Quelque impuissants qu'aient été, dans le plus grand nombre des cas, les moyens de traitement que j'ai mis en usage, je dois cependant les exposer.

La douleur et la chaleur dont la région épigastrique était *quelquefois* le siége au début, la sensibilité à la pression de la main, l'accélération notable du pouls, et les autres désordres gastriques, m'ont conduit à appliquer des sangsues ou des ventouses scarifiées au creux de l'estomac. A une époque plus avancée, j'y ai mis des vésicatoires et je les ai souvent multipliés à raison de la persistance des vomissements. Les médicaments désignés sous le nom d'antivomitifs, tels que la potion de Rivière, le colombo, le sous-nitrate de bismuth, les boissons glacées, la glace râpée, avec ou sans addition de quelqu'une de ces poudres, les préparations narcotiques, sous forme pulvérulente ou en pilules, ont été mis en usage. Dans le but de remplacer par une action inverse le mouvement antipéristaltique du conduit digestif, divers purgatifs, le calomel, le jalap, la scammonée et leurs résines, la gomme-gutte, ont été administrés *fracta dosi*, plusieurs fois en vingt-quatre heures. Mais soit que l'effet purgatif fût ou non obtenu, les vomissements n'en persistaient pas moins. Dans quelques cas où les vomissements se reproduisaient avec une sorte de périodicité et de régularité accidentelles, le sulfate de quinine a été essayé par la bouche et en lavements. En désespoir de cause, les vomitifs eux-mêmes ont été tentés dans quelques cas, comme pouvant exercer une action perturbatrice sur la marche si fatalement croissante de ce mal, mais sans meilleur succès.

De tous les moyens mis en usage, ceux qui semblaient le plus clairement indiqués, à raison du phénomène prédominant de la maladie, l'acidité de la bouche et des matières vomies, les alcalins sont ceux sur lesquels j'ai le plus insisté, sous toutes les formes, ceux aussi auxquels j'ai cru pouvoir attribuer une bonne part dans le petit nombre de guérisons que j'ai observées.

Interdire absolument aux malades les substances *acides* était la première condition : elle était facile à obtenir, car les malades éprouvent d'eux-mêmes un éloignement instinctif pour les choses aigres. Cet éloignement s'étend aux substances acidifiables, et particulièrement au sucre, qui, selon leur expression, devient *vinaigre* dans leur estomac, dans leur bouche même.

J'ai dû varier les substances alcalines : les eaux de Vichy, de Bussang, d'Ems, et parmi les sources de Vichy, celle des Célestins, moins désagréable au goût, sont celles que j'ai administrées de préférence. L'eau magnésienne saturée qui réunit à l'alcalinité une action purgative, m'a paru spécialement indiquée, et je dois dire que dans un cas que j'ai observé à la Charité avec mon excellent ami le docteur Louis, la maladie a eu une terminaison heureuse, sous l'influence, à peu près unique, de cette eau associée à une petite proportion de lait. Mais la saveur de cette eau est désagréable pour la plupart des malades, qui la vomissent ou craignent de la vomir et la refusent.

L'alimentation dans le cours de cette maladie offre des difficultés. Les choses sucrées ne sauraient convenir, et le sucre fait partie essentielle ou accessoire de beaucoup de ces aliments légers qu'on accorde aux malades. En conséquence, c'est surtout aux bouillons animaux peu sapides et peu chargés qu'on est conduit à recourir ici, tels que les bouillons de poulet, de veau, et en particulier le bouillon de grenouilles, comme aussi aux laits divers et surtout au lait d'ânesse, qui est plus léger et celui qu'on se procure dans les villes plus sûrement exempt de toute altération. J'ai quelquefois essayé d'aider à l'action de l'estomac, en ajoutant à chaque tasse de lait une cuillerée à café de rhum, de kirsch ou d'eau-de-vie, mais sans un succès définitif. Seulement à raison des conditions particulières de l'estomac, de l'acidité très-grande des matières qu'il sécrète, le lait doit être combiné avec les substances alcalines, qui en préviennent ou en retardent la coagulation et en rendent la digestion possible. — L'eau de chaux en petite proportion; les eaux minérales alcalines déjà indiquées, sont celles qu'on associe communément au lait, et ce mélange constitue à la fois un moyen d'alimentation plus agréable et un remède contre l'acidité morbide des sécrétions stomacales.

Dans cette affection, comme dans toutes celles où l'alimentation par la bouche est insuffisante, on cherche à y suppléer, autant que possible, par des lavements nourrissants, de petit volume, préparés avec les bouillons animaux de bœuf, de jarret de veau, dans lesquels on dissout des jaunes d'œufs ou quelque fécule ; on y ajoute, s'ils ne sont pas conservés, une petite dose d'opium, qui prévient ou du moins retarde leur expulsion.

Un autre point qui n'est pas sans importance, dans cette funeste maladie, c'est d'étudier la quantité de boisson qu'on peut donner à la fois. Le plus sage est de commencer par de très-petites doses, des cuillerées à café ou à dessert par exemple, et d'augmenter graduellement. (Voyez *dyspepsic grave*, chap. IX, § 2.) Toutefois, il ne faut pas l'oublier, il est quelques sujets qui supportent mieux une petite tasse de liquide, qu'une cuillerée à dessert ou même à café : c'est une exception, dont il faut sans doute tenir compte, mais qui est loin de constituer la règle.

Un moyen encore auquel j'ai plusieurs fois eu recours, mais dans des cas intermédiaires en quelque sorte entre la maladie dont il est ici question et la dyspepsie avec vomissements opiniâtres, c'est l'affusion d'eau froide. Je me demande même si dans la funeste maladie qui fait le sujet de cet article, je n'aurais pas dû le tenter plus fréquemment que je ne l'ai fait, et à une période moins avancée. L'insuffisance des autres moyens me paraît justifier pleinement cette pensée. Tout ce qui a rapport aux affusions froides, trouvera mieux sa place dans le traitement de la dyspepsie avec vomissements opiniâtres dans lequel elles ont eu souvent des succès surprenants.

On aura quelque droit de s'étonner qu'à propos du diagnostic d'une des formes de la dyspepsie, j'aie présenté ici la description presque complète d'une maladie qui n'appartient pas à mon sujet. Mais cette maladie n'ayant été décrite nulle part, n'ayant pas même de nom sous lequel on l'ait désignée, il m'était difficile de la distinguer de la dyspepsie acide sans en donner une description quelconque. J'ai donné à cette description plus d'étendue peut-être que ne le comportent les limites de ce livre; c'est une sorte de hors-d'œuvre qu'on n'y cherchera pas. Mais la mesure, ici, comme en beaucoup d'autres choses, était difficile; et la distinction entre cette redoutable maladie et la dyspepsie acide, ne pouvait être établie complétement, que par une exposition détaillée de celle de ces deux affections, dont la description n'a pas été l'objet d'un traité spécial, et ne se trouve pas même, que je sache, dans les traités généraux de médecine.

CHAPITRE SEPTIÈME.

PRONOSTIC.

La dyspepsie compromet rarement l'existence des individus qui en sont atteints. Dans les formes même les plus graves, dans les dyspepsies les plus longues, dans celles qui durent autant que la vie, ce n'est que par exception que les malades succombent à un trouble essentiel des fonctions digestives. Aussi quand la maladie amène soit rapidement, soit après beaucoup de temps, une altération profonde dans les traits, dans l'embonpoint, dans les forces, le médecin doit-il se demander de nouveau, et rechercher journellement, s'il ne se trouverait pas en présence d'une dyspepsie symptomatique, et par conséquent d'une de ces lésions si nombreuses et si diverses, qui peuvent rester longtemps inaperçues et ne se révéler qu'à une époque plus ou moins éloignée de leur début. Il n'est pas rare en effet de découvrir alors une de ces maladies dont il a été question précédemment, et dont la dyspepsie n'aurait été que l'expression latente. Mais dans d'autres cas qui sont loin, il est vrai, d'être communs, bien qu'ils se soient présentés assez de fois pour ne laisser aucun doute, rien, pendant la vie, n'est venu révéler une lésion viscérale quelconque, et l'ouverture des corps n'a montré également, soit dans les voies digestives elles-mêmes, soit dans les organes voisins ou éloignés, aucun désordre anatomique qui rendît compte des troubles digestifs qui ont fini par entraîner la mort. Dans ces cas, les signes qui doivent inspirer des craintes pour la vie sont les vomissements journaliers et fréquents des aliments ingérés, les grandes souffrances qui suivent leur ingestion, la diminution croissante et obligée des substances alimentaires que l'estomac peut recevoir et digérer, le dépérissement graduel des malades. Quand le mal en est arrivé là, ou quand il tend à prendre cette marche, il est impossible de ne pas être préoccupé vivement de son issue définitive. Mais, nous le répétons, ce n'est pas généralement sous le rapport du péril de vie que le pronostic de la dyspepsie est sérieux ; c'est relativement à la difficulté de la guérison. Cette difficulté, sans doute, n'est pas générale ; mais elle se rencontre assez fréquemment, pour qu'elle doive être signalée et qu'il soit convenable d'en rechercher les causes.

L'ancienneté de la maladie la rend plus rebelle, et le médecin ne peut guère espérer, ni par conséquent promettre aux malades de les guérir en quelques semaines, d'un mal qui remonterait à plusieurs années, surtout lorsque le désordre des digestions est porté à un degré assez considérable pour que la quantité des aliments ait dû être beaucoup réduite, et qu'il y ait diminution sensible, fût-elle lente, des forces et de l'embonpoint.

D'autres circonstances, qui dépendent des habitudes et du caractère des malades, concourent encore à rendre le traitement plus difficile et le pronostic moins favorable relativement à la guérison complète. Telles sont celles qui se rattachent au défaut d'exercice, à l'absence d'occupations obligatoires, au découragement moral; telle est encore la préoccupation perpétuelle de sa santé et en particulier de la manière dont se font les digestions. L'habitude de manger beaucoup et précipitamment, sans mâcher complétement et sans bien insaliver les aliments, est une des plus grandes difficultés à surmonter, et c'est en même temps une des conditions les plus nécessaires à la guérison. Les recommandations les plus pressantes des médecins, les meilleures résolutions des malades, la sollicitude attentive et les avertissements répétés des personnes, qui prennent leurs repas avec eux, restent souvent sans effet. Il faut qu'aucun des intéressés ne se décourage, et que médecin, malade et assistants s'efforcent, chacun en ce qui le concerne, de lutter contre la force d'une habitude qui entretiendrait inévitablement le mal.

Une autre habitude non moins contraire au succès, et dont nous avons déjà signalé les dangers et la ténacité, est celle qu'ont beaucoup d'hommes très-occupés de faire passer les uns leurs travaux et leurs devoirs, le plus grand nombre leurs intérêts, avant la santé, de prendre leurs repas quand ils le peuvent, ou quand ils se sentent exténués par le besoin, et de les retarder souvent et inégalement d'une et même de plusieurs heures, et, après une attente nuisible en elle-même, de manger avec une sorte de voracité, qui devient à son tour une autre cause de trouble pour le repas suivant ; car il se trouvera presque inévitablement rapproché de celui-ci, et par cela même qu'il aura été plus copieux que d'ordinaire, un intervalle plus grand eût été nécessaire.

Une autre cause encore qui apporte des entraves à la guérison, et rend par cela le pronostic moins favorable, c'est l'indocilité des malades, et leur tendance à tromper le médecin relativement à l'exécution des prescriptions hygiéniques qu'il leur a données. Beaucoup d'entre eux mangent plus et mangent autre chose que ce qui leur a été permis et se plaignent de l'inefficacité d'un traitement, qu'en réalité, ils n'ont pas suivi. Nous reviendrons sur ce point dans le chapitre consacré au traitement.

CHAPITRE HUITIÈME.

TRAITEMENT DES DYSPEPSIES HABITUELLES.

Lorsqu'à l'aide des signes exposés précédemment (*Voy.* les chapitres consacrés aux Symptômes et au Diagnostic), un médecin a reconnu l'existence d'une dyspepsie et déterminé, s'il y a lieu, la forme particulière qu'elle revêt, il doit, pour parvenir à bien connaître le mal et surtout à en régler le traitement, s'appliquer à rechercher et à connaître les causes qui l'ont produit. La première chose à faire alors, c'est de demander au malade à quelles circonstances il attribue lui-même le dérangement de sa santé, et bien que son appréciation soit très-souvent erronée ou insuffisante, il est cependant tels cas où elle est loin d'être sans valeur. Autant que possible, cette revue doit, conformément à l'ordre chronologique, porter d'abord sur les premiers dérangements de la santé et sur les écarts de régime qui peuvent en avoir été les causes ; puis on arrive successivement aux causes plus récentes, et enfin aux conditions actuelles du régime.

ARTICLE Ier.

TRAITEMENT DES DYSPEPSIES DANS LEURS FORMES COMMUNES.

Dans le début de la maladie, une forte secousse morale, un changement soudain dans la position sociale, dans les habitudes de la vie, dans le régime alimentaire, dans les occupations intellectuelles ou matérielles, l'abus des remèdes excitants et surtout des vomitifs, des purgatifs, ailleurs des évacuations sanguines intempestives, un régime trop sévère, des excès dans le travail ou dans les plaisirs, des habitudes solitaires dans l'adolescence et la jeunesse, sont autant de causes dont le malade lui-même a pu constater l'influence funeste sur sa santé, que le médecin doit connaître et qu'il ne peut apprendre que par le malade.

Que ces grandes causes de perturbation aient eu lieu ou non, d'autres causes, moins manifestes mais également utiles à connaître, ont produit et entretiennent encore le trouble des organes digestifs.

Dans ces conditions, qui sont les plus communes, on s'enquiert du régime actuel du malade, du nombre de ses repas, de leur distribution, de la quantité et de la nature de ses aliments, de la manière dont s'opèrent la mastication et l'insalivation, ce qui conduit à jeter un coup d'œil sur la langue, les dents, les gencives, la membrane muqueuse de la bouche. On le questionne également sur ce qu'il fait après ses repas, en particulier sur l'exercice auquel il se livre, sur le genre et l'étendue de ses occupations journalières, sur les conditions morales dans lesquelles il se trouve, sur la mesure dans laquelle il use de toutes choses, sur les heures et la durée de son sommeil. Dans la plupart des cas, le médecin parvient ainsi à savoir pourquoi les digestions sont troublées et ce qu'il faudra faire ou éviter pour les rétablir ; il demandera si la difficulté des digestions remonte aux premiers temps de l'existence, si elle ne serait pas héréditaire ; cette forme de dyspepsie exigeant un traitement plus sévère, un régime plus austère et plus long.

A l'investigation des causes qui entretiennent actuellement la dyspepsie, se joint naturellement l'étude des circonstances passagères ou durables qui en modifient l'intensité, et c'est encore en questionnant les malades qu'on parvient à apprendre d'eux, et à leur montrer à eux-mêmes, ce qu'ils auront à faire ou à éviter pour obtenir leur guérison.

Ainsi, en demandant aux malades si leurs souffrances sont continues ou intermittentes, égales ou exacerbantes, on apprend d'eux généralement que leurs malaises reviennent ou augmentent une ou plusieurs fois en vingt-quatre heures, soit le jour, soit la nuit, et souvent à des *intervalles à peu près les mêmes* et pour un temps presque égal. En tenant compte des heures des repas, de leur abondance, du temps qui les sépare, on voit généralement que c'est à une distance semblable de chacun d'eux, ou de l'un des deux seulement, que ces souffrances augmentent ou se reproduisent. D'autres ont observé, que s'ils se livrent à l'exercice après les repas, leurs malaises sont moindres ou même nuls; qu'ils sont plus intenses, au contraire, s'ils restent dans le repos et s'ils se livrent à quelque travail d'esprit qui réclame une grande attention. On apprend également d'eux, que si dans le cours de l'année ils ont quelques semaines de vacances, de séjour à la campagne ou de voyage, leurs souffrances disparaissent ou s'atténuent, pour se reproduire ou augmenter avec la vie sédentaire et appliquée à laquelle leur profession les oblige. Conduits ainsi par l'examen de leur passé à reconnaître ce qui leur est favorable ou contraire, ils sont mieux disposés à suivre des conseils dont l'utilité ressort de leurs propres réponses. Il est également important de savoir d'eux quels aliments leur passent mieux; les substances végétales, les légumes, les fruits, les plats sucrés, ou bien les substances animales, les œufs, le poisson, les viandes noires ou blanches, la volaille, simplement bouillies, rôties ou grillées, ou relevées, au contraire, par des assaisonnements; quel mode de préparation est mieux accueilli par l'estomac ; dans quelle proportion ils peuvent les prendre sans en être incommodés ; quelles boissons leur conviennent le plus : l'eau pure, l'eau rougie, la bière, le cidre, les vins purs, acidulés ou alcooliques, le lait, les liqueurs spiritueuses. Un homme qui s'observe doit savoir tout cela, et le médecin consulté, pour la première fois surtout, ne peut l'apprendre que par lui. Le célèbre Cornaro dit avec raison, à propos de ce qui concerne le régime, que chacun doit être son médecin et n'en saurait avoir de meilleur, attendu que, par ses observations journalières, il doit connaître mieux que personne la force de son estomac et les aliments qui lui conviennent. Telle était aussi, au rapport de Tacite (1), l'opinion de l'empereur Tibère, qui voulait qu'à partir de trente ans un homme sût régler lui-même son régime; il aimait à se railler à la fois de la médecine et de ceux qui, parvenus à cet âge, avaient besoin de conseils étrangers pour connaître quelles choses étaient utiles ou nuisibles à leur santé.

Il importe également au médecin de savoir l'influence que la privation, l'excès ou la mesure dans le mouvement exercent sur les fonctions digestives ; quels effets produisent les causes morales,

(1) Solitus (Tiberius) inludere medicorum artes, atque eos, qui post tricesimum ætatis annum, ad internoscenda corpori suo utilia vel noxia, alieni consilii indigerent.

(TACITE, *Annales*, liv. VI.)

comme aussi, chez quelques-uns, ceux que déterminent les relations sexuelles. Muni de tous ces éléments, dont l'ensemble constitue la connaissance de la maladie et du malade, le médecin est en position de bien apprécier les causes, et d'en déduire ce qu'il est à propos de faire pour rétablir ou améliorer la santé.

Le dyspeptique qui consulte un médecin sur ce qu'il doit faire pour guérir, fonde surtout ses espérances sur les ressources de la pharmacie; et en effet il lui serait plus commode de vivre à sa guise et de prendre des médicaments. Il importe donc bien qu'il sache immédiatement que c'est surtout dans un meilleur régime, et le régime comprend tout ce qui ressort de l'hygiène, et non dans la pharmacie, qui ne peut occuper ici que la seconde place, qu'il trouvera la guérison qu'il demande. Il sera bon toutefois de s'enquérir des remèdes qu'il a employés, des effets qu'il a cru en observer, d'abord pour lui prouver qu'on ne néglige rien de ce qui peut fournir quelque lumière sur sa maladie, et ensuite parce qu'il est possible de déduire de ce récit quelque induction utile sur les moyens médicamenteux dont le concours pourrait être avantageux.

§ 1er. — De la quantité des aliments sous le rapport thérapeutique.

Si la dyspepsie habituelle est le résultat de l'ingestion, à chaque repas, d'une quantité trop considérable d'aliments, les malaises quelconques qui la suivent cèdent plus ou moins promptement à une diminution proportionnelle dans cette quantité. Ici les indications sont claires, et c'est à régler cette diminution que le médecin doit particulièrement s'appliquer.

La diminution dans la quantité des aliments doit être plus ou moins grande, selon que la dyspepsie elle-même offre plus ou moins d'intensité. Chez l'un, elle devra être réduite à la moitié, au quart de la quantité habituelle ; chez d'autres, au dixième, au vingtième; quelquefois même tout aliment solide sera interdit pour quelques jours, et dans quelques cas, les boissons nutritives elles-mêmes ne seront données qu'avec une extrême réserve, en très-petite quantité et à de longs intervalles.

Il importe ici, comme partout, mais plus particulièrement dans l'application des préceptes du régime, d'agir avec mesure : d'éviter également d'imposer une diète plus sévère que le mal ne l'exige, ou de rester à cet égard au-dessous de ce que réclame l'état actuel des organes digestifs.

Beaucoup de médecins ont quelque disposition à une sévérité trop grande : la plupart des malades, au contraire, sont enclins à l'éluder. Sans qu'il soit habituellement nécessaire de peser ou de mesurer les aliments et les boissons, cette précision peut devenir indispensable avec certains sujets complétement indociles.

En thèse générale, lorsque la dyspepsie, ce qui n'est pas le plus ordinaire, dépend uniquement de la trop grande quantité des aliments, il est rationnel de la diminuer jusqu'à ce que le repas ne soit suivi d'aucune gêne, d'aucune tension dans l'épigastre, d'aucune douleur intestinale, d'aucun des retentissements sympathiques vers les autres organes, qui ont été signalés dans les chapitres précédents.

C'est surtout dans la dyspepsie intestinale que le médecin a besoin d'insister plus fortement auprès du malade sur la diminution des aliments, parce que l'estomac ne participant pas au mal, l'appétit reste bon, et que le repas n'est pas immédiatement suivi, comme dans la dyspepsie gastrique, de ces souffrances qui sont un avertissement plus positif : dans la forme intestinale, elles ne commencent, comme nous l'avons dit ailleurs, qu'après un certain nombre d'heures, lorsque les aliments parviennent dans la portion du conduit intestinal dont les fonctions sont dérangées, l'enseignement est moins clair.

Nous avons dit, et quelques personnes auront pu en être surprises, que la dyspepsie pouvait dépendre dans quelques cas de l'insuffisance de l'alimentation. Il semble illogique qu'une diminution dans le travail imposé à l'estomac, puisse en augmenter les difficultés. Mais il faut ne pas perdre de vue, que pour l'estomac comme pour les autres organes, l'*insuffisance d'action*, surtout lorsqu'elle se prolonge, amène une sorte d'inaptitude à agir. Ajoutons que dans la répartition du travail entre les diverses parties constituantes de l'organisme, l'estomac n'est pas de ceux dont l'action puisse être suspendue ou diminuée au delà d'une certaine mesure, sans préjudice pour l'économie tout entière, et pour lui-même en particulier.

Ces inconvénients de l'exagération de la diète sont devenus manifestes à l'époque où, sous l'empire du système de Broussais, beaucoup de personnes avaient réduit leur alimentation au-dessous de leurs véritables besoins. Ce n'est qu'en rentrant graduellement dans le régime commun, secondé par les règles ordinaires de l'hygiène, qu'elles parvenaient à ne plus souffrir de leurs digestions et à récupérer leurs forces et leur embonpoint.

Ce fut dans ces circonstances que parut, avec quelque bruit et non sans une sorte de succès, un médecin à qui je ne ferai pas l'honneur de le comparer, ni même de l'opposer à Broussais, et qui proclama, à son de trompe, que toutes ou le plus grand nombre des *gastrites*, n'étaient que des maladies produites par l'inanition à laquelle les malades avaient été follement condamnés. Par suite de cette idée, il affirmait à ses malades qu'ils ne sauraient *manger trop, ni même assez*, ni choisir des aliments trop substantiels : ceux qu'il recommandait de préférence, étaient les choux, le lard, les saucisses, les boudins et tout ce qui sort de plus indigeste de l'officine du charcutier; ce n'était pas seulement aux personnes atteintes de *dyspepsie essentielle*, qu'il prescrivait ce régime. Il ne connaissait pas ce raffinement du diagnostic : il le recommandait également aux personnes atteintes des maladies les plus graves, à celles même qui avaient un cancer de l'estomac.

La plupart ne supportaient pas longtemps ce régime, lors même que le bon sens des assistants le réduisait à des proportions moins déraisonnables. On a cité plusieurs personnes, très-connues dans le monde parisien, qui ont succombé, *séance tenante*, sous le poids de masses alimentaires, ingurgitées sans appétit, et dont l'estomac était impuissant à se débarrasser, même par le vomissement.

Tout insensée qu'elle fût, cette pratique trouvait çà et là quelques applications favorables, parmi le grand nombre de personnes que l'exagération de Broussais, et surtout de ses disciples, avait épuisées à la fois par les applications incessantes de sangsues et par la rigueur de l'abstinence. En dehors même de ces conditions, ce régime fut quelquefois utile à des sujets dont l'estomac très-actif avait besoin d'une alimentation plus abondante que celle qui convient au plus grand nombre.

J'en ai moi-même observé un exemple remarquable chez une dame, qui occupait un rang très-distingué dans la société, et qui bien que délicate de constitution, et petite de stature, avait une énergie digestive remarquable. Souffrant habituellement de dyspepsie, j'avais cru devoir diminuer quelque chose sur son alimentation : j'avais réduit ses repas à trois, au lieu de quatre, et déterminé approximativement les quantités et la qualité des mets qu'elle prendrait au déjeuner et au dîner : ce régime eût encore été assez large pour suffire à beaucoup d'hommes, dans l'état de santé parfaite, dans la période moyenne de la vie. Bien que secondé par une vie physiquement active, des promenades journalières, faites en compagnie agréable, il fut insuffisant pour triompher des phénomènes dyspeptiques. La malade découragée se remit aux soins du docteur *Benech*, qui lui ordonna de manger de la viande quatre ou cinq fois le jour, le plus possible chaque fois et des plus substantielles. Je la revis quelques mois après ; elle avait véritablement gagné beaucoup sous le rapport des forces et de l'embonpoint. Je l'en félicitai sincèrement, mais son mari me confessa qu'il avait journellement, pendant cette cure, modifié le régime de Benech, et qu'après quelque temps, il avait dû même y renoncer tout à fait.

§ 2. — De la qualité des aliments sous le rapport thérapeutique.

Si la dyspepsie paraît se rattacher à la qualité des aliments, plutôt qu'à leur quantité, il importe de rechercher pami ceux dont le malade a l'habitude, ceux qui, soit en eux-mêmes, soit par leur mode de préparation, peuvent contribuer le plus au trouble des digestions. Le médecin n'est pas toujours entièrement maître du choix : le pauvre ne peut pas se nourrir de consommés et de volaille ; mais dans toutes les classes, le lait, les œufs, les potages ou soupes, sont une grande ressource et ne sont pas d'un prix que les petites bourses ne puissent atteindre, surtout dans l'intérêt d'un malade, qui le plus souvent mange à peine le quart de ce qu'il prendrait en santé. Quelques espèces de poissons, comme le merlan, le carrelet, le goujon, ont l'avantage d'être à la fois d'un prix très-bas et d'une digestion très-facile. Les purées de légumes, bien dépouillées de leurs écorces, offrent également ces deux avantages. Ce qu'il faut recommander, c'est que les aliments soient simplement préparés ; que les viandes soient assez mortifiées pour être tendres, pas assez pour être avancées.

En fait de prescriptions alimentaires, le mieux est d'indiquer les choses permises, sans entrer dans l'énumération de celles qui sont défendues. Cette dernière énumération serait toujours incomplète, et les malades ne manqueraient pas de trouver, dans les omissions, des motifs d'ajouter à leur menu quelques mets que le médecin ne permettrait pas. Il y a lieu toutefois de faire une défense particulière pour les fritures, les ragoûts, la charcuterie, les rognons, les homards, les champignons, les truffes, les pâtisseries grasses, le pain imparfaitement et fraîchement cuit, qui, sauf quelques exceptions rares, sont essentiellement indigestes.

La dyspepsie, par cela même qu'elle oblige les malades à diminuer la quantité des aliments et à en restreindre le choix, rend gourmands ceux-là mêmes qui ne l'étaient pas auparavant : la privation ajoute au prix de toutes choses, à celui des aliments en particulier. Ces malades sont donc sans cesse sollicités à manger plus qu'il ne faudrait et à varier leurs aliments. C'est chose doublement fâcheuse pour eux : ils mangent trop d'une part, et d'autre part, de la diversité des aliments qu'ils prennent chaque jour et à chaque repas, résulte l'impossibilité pour eux-mêmes et pour le médecin d'apprécier ceux qui sont bien digérés, ceux qui le sont mal. Ce doit donc être une règle constante pour le médecin de réduire ces malades à un certain nombre d'aliments, et même pour plusieurs jours consécutifs à un seul, de l'abandonner s'il ne réussit pas, de le continuer, puis de lui en adjoindre un autre, s'il passe bien.

Il importe toutefois de ne rien exagérer sous ce point de vue, comme sous bien d'autres. Tous les médecins ont rencontré des malades qui ne digéraient bien que les aliments fortement assaisonnés par le sel, par le poivre, la muscade, l'ail, le piment, la moutarde, les vins alcooliques. Beaucoup d'habitants du Midi ne digèrent pas bien les mets peu sapides des pays tempérés, et sont obligés, pour soutenir leur appétit et leurs digestions, d'y ajouter les aromates dont ils ont l'habitude. Un certain degré de stimulation semble être nécessaire pour soutenir et exciter à un degré suffisant l'action des organes digestifs, affaiblie chez eux par la chaleur du climat, et plus encore peut-être par l'abus des aliments excitants. Les habitants des pays froids et surtout des pays humides, comme nous le verrons plus loin, semblent avoir un besoin réel de boissons alcooliques, pour résister aux conditions atmosphériques dans lesquelles ils vivent; comme aussi beaucoup d'habitants des climats tempérés ne peuvent s'accommoder de la cuisine du Midi.

L'aliment le plus universel, celui dont tous les hommes de toutes les conditions et de tous les âges usent également, le pain, devient chez certains dyspeptiques une des substances les plus difficiles à digérer, bien qu'ils en conservent le goût et qu'ils le mangent avec un vrai plaisir. Aussi, avant d'y renoncer, essayent-ils de pain préparé de diverses manières, plus ou moins levé, formé presque entièrement de croûte ; d'autres usent de biscuits de mer ou de pain très-rassis, mais le plus souvent sans succès; il leur pèse sur l'estomac, ou bien il leur *surit*, selon leur expression. L'espèce de pâtisserie très-poreuse, qu'on nomme *échaudé*, malgré le beurre et l'œuf qu'il contient, est souvent accepté par des estomacs qui ne peuvent digérer aucune espèce de pain.

§ 3. — Des boissons sous le rapport thérapeutique.

Dans le traitement de la dyspepsie, les boissons méritent une attention particulière : d'abord elles constituent des auxiliaires nécessaires à la digestion des aliments solides; ensuite elles sont elles-mêmes un véritable aliment, le seul quelquefois que les organes digestifs puissent élaborer. On les désigne alors sous le nom de boissons alimentaires ou nutritives, et, en effet, elles sont destinées à remplacer les aliments solides que l'estomac n'accepte plus. La plupart des boissons qu'on prend aux repas avec les aliments, hâtons-nous de le dire, contiennent du reste des éléments nutritifs; le vin, la bière, le cidre purs ou mêlés à une certaine proportion d'eau, comptent pour une certaine part dans l'alimentation. Mais, chez l'homme sain, cette part est faible, proportionnellement à celle des aliments solides; tandis que chez l'homme malade, les boissons constituent, dans beaucoup de cas, l'unique ou tout au moins le principal aliment. Le lait, et en particulier celui d'ânesse, quand il y a constipation, celui de chèvre, quand il y a diarrhée, le lait de vache, de jument, celui de femme même, dans les cas les plus rebelles, ont été souvent utiles; la bouillie au lait, celle qu'on donne aux enfants, a, dans beaucoup de cas et plusieurs fois sous mes yeux, été d'un grand avantage. Les bouillons animaux divers, bouillon de bœuf, de veau, de poulet, d'écrevisses, de grenouilles, comme autrefois les bouillons de vipères, les gelées préparées avec ces mêmes chairs; les bouillons végétaux variés, préparés soit avec les graines légumineuses, haricots, pois, lentilles, fèves, soit avec les pommes de terre, les carottes, les navets, le céleri, les poireaux, les oignons; les décoctions de fruits conservés ou frais, de dattes, de jujubes, de figues, de raisins de Corinthe (connus sous le nom des quatre fruits); la décoction des fruits de la saison et du climat, tels que cerises, groseilles, framboises, pêches, poires, pommes, etc., combinés selon le goût des malades et les dispositions de l'estomac, fournissent dans quelques dyspepsies très-intenses des ressources précieuses; on les donne par cuillerées à café, par cuillerées à dessert, par cuillerées à soupe, par petites tasses. Ils suffisent pour soutenir la vie pendant des semaines, des mois même, jusqu'à ce que la diminution du mal permette d'y associer des fécules variées, des pâtes, des jus de viande, et de revenir ainsi graduellement à une alimentation plus substantielle et plus abondante.

L'usage exclusif de certains fruits a encore été conseillé quelquefois avec succès dans plusieurs formes de dyspepsies; les raisins surtout et les fruits rouges, pris le matin à jeun, en quantité considérable, une à deux livres par exemple, ont produit quelquefois d'heureux résultats; nous y reviendrons plus loin avec quelques détails.

Quant aux boissons destinées à être prises avec les aliments, elles doivent être généralement réglées chez les dyspeptiques, relativement à la quantité, d'après celle des aliments qu'on leur permet, et quant au choix, d'après les habitudes de la santé, et aussi d'après l'intensité et la forme de la dyspepsie. Dans les formes ordinaires et dans les cas d'intensité médiocre, les malades doivent continuer les boissons dont ils ont l'habitude, le vin, la bière, le cidre, etc., en ajoutant au vin une plus grande proportion d'eau, en choisissant des bières plus faibles, des cidres plus légers.

Les mêmes boissons ne conviennent pas aux divers âges de la vie. Dans l'enfance et l'adolescence, des boissons douces conviennent mieux, soit pour la bonne digestion chez les sujets bien portants, soit pour combattre la dyspepsie, s'il y a lieu. Dans le milieu de la vie, et plus encore dans la vieillesse, le vin pur, les liqueurs alcooliques, en proportion modérée, sont quelquefois utiles pour favoriser le travail digestif. Dans les pays froids, et surtout dans les régions humides, l'usage des boissons fermentées et spiritueuses semble être d'une nécessité plus grande encore, dans le double but de provoquer une chaleur intérieure qui résiste mieux aux conditions de l'atmosphère, et aussi d'aider, comme nous l'avons dit, à l'action de l'appareil digestif.

Dans les cas de dyspepsie opiniâtre, on trouve dans les eaux minérales naturelles, gazeuses ou légèrement alcalines, telles que les eaux de Seltz, de Soultmath, de Pougues, de Bussang, mêlées à une certaine proportion de vin, un quart, un tiers par exemple, un auxiliaire utile à l'action affaiblie de l'estomac. Elles sont d'ailleurs agréables au goût et n'altèrent pas les qualités du vin auquel on les mêle. Certains estomacs se trouvent bien d'une petite addition de sucre à ces boissons, surtout lorsqu'il existe quelque tendance au dévoiement. Si le malade éprouve des aigreurs, les eaux, fortement alcalines, de Vichy méritent généralement la préférence, et le sucre doit être interdit.

La température des aliments et des boissons n'est pas chose indifférente dans le traitement de la dyspepsie. Lorsqu'il n'y a que simple paresse des organes digestifs, les aliments et surtout les boissons très-froides, glacées même, en particulier dans les saisons chaudes, sont communément d'une utilité marquée; les estomacs très-impressionnables préfèrent les températures modérées. Mais indépendamment de ces données générales, qui souffrent d'assez nombreuses exceptions, le médecin doit s'éclairer dans ces circonstances, comme dans tout ce qui tient au régime, sur les observations propres du malade, qui, pour peu qu'il soit doué de sens, doit savoir si les aliments froids lui passent mieux que les aliments chauds, et réciproquement, et peut seul renseigner à ce sujet le médecin qui le dirige. Il en est de même des boissons froides ou chaudes; les premières entravent chez quelques-uns la digestion ou provoquent des selles molles, tandis que chez d'autres elles ont une action tonique et deviennent par l'habitude un vrai besoin. Les secondes ont chez plusieurs l'inconvénient d'amener des nausées et de ralentir le travail digestif; chez d'autres, au contraire, ces boissons chaudes, agréablement aromatisées ou légèrement alcoolisées, exercent une action favorable.

On pourrait croire, par raisonnement, que les boissons chaudes conviendraient surtout aux malades qui ont une sensation de froid dans l'épigastre, les boissons froides à ceux qui y accusent de la chaleur. Il peut en être quelquefois ainsi, mais ce n'est pas chose constante. J'ai été consulté, en 1853, par un homme de cinquante-six ans, dont la dyspepsie reconnaissait évidemment pour cause principale, l'abus du purgatif Leroy. Il accusait comme symptôme prédominant une sensation de brûlure dans l'estomac. De lui-même il avait été conduit, à plusieurs reprises, à essayer de calmer cette chaleur par l'usage de boissons *froides* de température et de qualité, et chaque fois la sensation d'ardeur en avait été beaucoup exaspérée. Je l'engageai à user, comme boisson d'une infusion, bien chaude de camomille et d'y ajouter même, en forme d'essai, un peu de sirop d'éther. Je lui conseillai en outre l'emploi des topiques chauds à l'épigastre, l'application de serviettes fortement chauffées, et celle du fer à repasser le linge, promené pendant dix minutes sur la même région. Le malade s'en trouvait bien, lorsqu'il revint me voir après trois semaines. Ce fait, quelque singulier qu'il paraisse au premier abord, me paraît se rapprocher de ce qu'on voit, tous les jours, chez ces sujets qui ont constamment froid, que l'épaisseur des vêtements n'empêche pas de trembler, et chez lesquels on ramène la chaleur à son degré normal, quelquefois même très-rapidement, au moyen d'affusions froides, convenablement administrées. On guérit chez eux le froid par le froid. N'y a-t-il pas des cas dans lesquels on peut guérir également le chaud par le chaud? — Je l'ai fait plusieurs fois avec succès chez des personnes qui accusaient dans un point quelconque de la surface du corps une chaleur très-vive. Je suis parvenu souvent à calmer la chaleur excessivement incommode que de jeunes femmes éprouvaient chaque jour au visage, au moyen de douches de vapeur chaudes, dirigées tous les matins sur la figure elle-même.

§ 4. — De la mastication sous le rapport thérapeutique.

La dyspepsie qui se rattache à l'insuffisance de la mastication peut dépendre de l'absence d'une partie des dents, des douleurs dont elles sont le siége, de quelque maladie de l'articulation maxillaire ou des muscles masticateurs, des gencives, de la langue, ou de quelque autre point des parois de la bouche.

La première chose à faire dans ces cas, est de porter remède à ces diverses affections, de suppléer aux dents perdues, si leur nombre et leur importance dans le travail de la mastication le réclament. Si au contraire l'absence de mastication tient à la mauvaise habitude d'avaler les morceaux sans les mâcher, le médecin doit faire connaître au malade les conséquences fâcheuses de cette précipitation, et l'engager fortement à apporter une attention sérieuse à cet acte en apparence insignifiant. Nous avons déjà dit combien il est difficile de dompter des habitudes, surtout quand elles sont invétérées; celle-ci, il faut le dire, est une de celles qui exigent et qui méritent une lutte plus opiniâtre et plus constante.

§ 5. — De l'insalivation sous le rapport thérapeutique.

L'insuffisance et l'imperfection de l'insalivation, peuvent dépendre de quelques maladies des glandes salivaires ou de la membrane muqueuse buccale, qui réclameront un traitement spécial, surtout si les qualités mêmes de la salive en sont altérées. Mais le plus souvent, comme l'insuffisance de la mastication, elles tiennent à cette mauvaise habitude, si commune parmi les gens très-occupés, d'avaler les morceaux sans les toucher des dents, selon l'expression vulgaire, c'est-à-dire sans qu'ils soient convenablement *broyés* et *pénétrés de salive*. Ces deux causes de mauvaise digestion sont le plus souvent réunies et concourent au même résultat, en ce qui tient à la digestion des aliments solides. Quant à celle des aliments liquides et demi-liquides, des potages de tout genre en particulier, qui n'exigent pas de mastication, l'insalivation peut encore ici faire défaut. Selon la rapidité plus ou moins grande avec laquelle une substance liquide sera avalée, selon qu'elle sera restée plus ou moins de temps dans la bouche, elle aura dû être plus ou moins mêlée à la salive, et sera devenue plus ou moins digestible.

Ces précautions minutieuses ne sont d'ailleurs nécessaires que dans les cas de dyspepsie intense, dans ceux surtout où les malades ne peuvent prendre que des boissons alimentaires et ne les digèrent que péniblement. Il serait superflu, pour ne pas dire ridicule, de les imposer aux gens bien portants et aux estomacs vigoureux.

§ 6. — Des assaisonnements sous le rapport thérapeutique.

Les assaisonnements relevés, et, parmi ces assaisonnements, le sel, le plus universel et le plus utile de tous quand il est employé avec mesure, et après lui les autres assaisonnements plus relevés, le poivre, la moutarde, etc., dont nous avons signalé l'utilité dans le second acte de la digestion en particulier, par la stimulation qu'ils exercent sur l'estomac, ne sont pas non plus sans avantage pour l'insalivation. L'excitation qu'ils produisent dans la bouche provoque une sécrétion plus rapide et plus abondante de salive, qui pénètre, à fur et mesure, les aliments, et supplée ainsi à la trop grande précipitation avec laquelle s'opère, chez beaucoup de personnes, la mastication : l'insuffisance de temps se trouve, jusqu'à un certain point, compensée par l'augmentation immédiate de la sécrétion salivaire. Mais ici, comme partout, il faut reconnaître que les avantages et les inconvénients se touchent, et que l'excès de stimulation, qui est loin de convenir à tous les estomacs, ne serait pas non plus sans quelque danger pour la bouche et les glandes salivaires de tous les dyspeptiques. Ces moyens ne peuvent être employés, à dose élevée, qu'avec discernement et en général que pour un temps limité, chez les sujets qui ont, selon l'expression vulgaire, un estomac *froid*, chez lesquels un régime excitant est nécessaire pour les bonnes digestions.

§ 7. — Des sucreries digestives sous le rapport thérapeutique.

Beaucoup de dyspeptiques ont la fâcheuse habitude de tenir presque constamment dans leur bouche des sucreries de diverses espèces, qu'ils supposent favorables à leur digestion. Il est un grand nombre de personnes bien portantes, surtout parmi les enfants et les femmes, qui deviennent dyspeptiques sous l'influence de cette *suçoterie* perpétuelle, particulièrement vers le renouvellement de l'année, époque où les bonbons affluent de toutes parts et sous toutes les formes, et sont sans cesse étalés pour exciter la friandise. On ne peut douter que cette excitation incessante et par conséquent, ce trouble dans l'action des glandes salivaires, qui ne doit être provoquée que par intervalles, au moment des repas, ne soit chose mauvaise. Peut-on croire que dans de telles conditions, la salive présente, au moment des repas, les mêmes qualités, sous le rapport de l'élaboration et de l'abondance, qu'elle aurait eues, si elle n'avait pas coulé incessamment par une irritation intempestive et toute factice? Ce premier acte de la digestion qui se passe dans la bouche en est nécessairement troublé, et les actes successifs qui se passeront ensuite dans l'estomac et les intestins en subiront à leur tour les conséquences.

Il importe donc dans le traitement de la dyspepsie de questionner les malades sur ce point, de les éclairer sur les inconvénients très-sérieux d'une telle habitude, qui est de nature à la fois à entretenir les troubles des digestions développées sous d'autres influences, et même à les susciter chez ceux qui n'en sont pas atteints. Cette recommandation est d'autant plus nécessaire que l'homme qui digère mal, cherche naturellement, au moment surtout où il souffre davantage, à aider à ses digestions par quelque moyen que son instinct et son raisonnement lui suggèrent. L'un boit de l'eau sucrée, ou quelque infusion aromatique, l'autre essaye de quelque vin généreux, de quelque liqueur alcoolique pure ou mêlée en petite proportion dans de l'eau sucrée; mais le plus grand nombre a recours à ces moyens portatifs, qu'on peut toujours avoir sur soi, qui sont agréables au goût, et que l'intérêt ou l'erreur de ceux qui les vendent, décore du titre de *digestifs* ou de quelque autre dénomination analogue.

Nous ne voulons pas toutefois condamner d'une manière absolue l'usage des pastilles chez les personnes dyspeptiques. Nous estimons même, qu'*immédiatement* après les repas, il peut y avoir quelque avantage chez plusieurs, à porter dans l'estomac, un supplément de salive, imprégné de sucre et de quelque substance doucement aromatisée, comme la fleur d'oranger, la vanille, ou même d'un sel alcalin, tel que le bicarbonate de soude ou la magnésie dans la dyspepsie acide ou flatulente, sur lesquelles nous reviendrons plus loin. Mais nous ne saurions proscrire trop sévèrement l'usage presque incessant de ces bonbons pendant plusieurs heures après les repas, et plus encore dans les heures qui les précèdent.

Les inconvénients sont plus sérieux encore lorsque le sucre est combiné avec le jus d'orange et de citron, ou même avec des acides concentrés, tels que l'acide citrique ou tartrique, substances tout à fait contre-indiquées dans certaines formes de dyspepsie, telle que la dyspepsie acide.

§ 8. — De l'habitude du tabac à fumer sous le rapport thérapeutique.

Malgré le peu d'analogie qui existe entre le sucre et le tabac à fumer, nous croyons devoir, après avoir parlé du premier, dire quelques mots du second. Je ne sache pas que personne ait eu l'idée de se guérir de la dyspepsie par l'usage du tabac; mais comme beaucoup de personnes attaquées de troubles digestifs, continuent l'usage du tabac à fumer, dans des proportions excessives, il n'est pas sans utilité d'en signaler les inconvénients. Si les fumeurs, comme il arrive au plus grand nombre, rejettent en abondance la salive que le tabac fait affluer dans la bouche, cette perte, répétée plusieurs fois le jour, d'un liquide essentiel à la digestion, ne peut qu'être nuisible à l'accomplissement de cette fonction. Si la salive est avalée en certaine proportion, mêlée au liquide narcotico-âcre et purgatif que fournit le tabac en combustion, elle porte dans les voies digestives une matière stupéfiante qui en ralentit le travail, et une matière laxative qui, surtout dans la dyspepsie intestinale, tend à entretenir la diarrhée. On ne saurait donc trop insister sur les inconvénients qui en résultent et sur la nécessité pour les dyspeptiques de s'en abstenir entièrement.

§ 9. — De la distribution des repas sous le rapport thérapeutique.

La manière dont les repas sont distribués est un des points qui méritent le plus l'attention du médecin chez les personnes atteintes de dyspepsie. Je ne manque jamais de diriger mes questions sur ce sujet, et je dois ajouter que de toutes les causes qui peuvent troubler les fonctions digestives, celle-ci est, d'après mes observations, la plus commune. Je demande aux dyspeptiques, lorsqu'ils ignorent la cause qui trouble leur digestion, quel est leur meilleur repas, et s'ils me répondent *le déjeuner*, mon diagnostic est presque établi. Les détails qu'ils me donnent sur ce repas, sur le plaisir qu'ils ont à le faire, sur l'abondance des aliments qu'ils prennent le matin, sur la facilité avec laquelle ils les digèrent, surtout lorsque ce repas est suivi, non d'un travail de cabinet ou d'écritures, mais de mouvement ou d'occupations physiques ; ce qu'ils ajoutent sur la disposition toute différente dans laquelle ils se trouvent au moment du dîner, leur peu d'appétit, la satiété prompte qui suit l'ingestion des premiers aliments, l'engourdissement physique et intellectuel qui a lieu après ce repas, le dérangement de leur sommeil, etc. ; tout cela vient confirmer pleinement, chez le plus grand nombre, l'opinion première que m'avait inspirée leur réponse. J'étais autorisé à conclure que le déjeuner qui, sous le rapport de la satisfaction gastronomique, était leur meilleur repas, était, sous le rapport hygiénique, le plus mauvais, puisqu'il était la véritable cause de leur inappétence au dîner et du dérangement de leurs digestions. Généralement, dans nos habitudes parisiennes, le déjeuner, non-seulement est trop fort, mais il est séparé du dîner par un intervalle insuffisant. Le déjeuner a lieu ordinairement vers onze heures, dans quelques maisons à midi, à une heure même, chez les personnes dont la matinée est consacrée aux exigences des affaires. Le dîner ayant lieu à six heures, l'intervalle entre ce repas et la fin du premier se trouve réduit à six, cinq et même quatre heures, et plus le déjeuner a été retardé, plus il a dû être copieux. Il est indispensable que le médecin insiste sur la nécessité d'un temps à peu près fixe entre ces deux repas, et ce temps, chez l'adulte et l'homme fait, ne doit pas être moindre de six à huit heures. Du reste, cet intervalle doit être subordonné à la quantité et à la nature des aliments; il doit être moindre quand les repas sont légers, plus considérable quand ils sont forts.

L'absence d'un intervalle suffisant entre les repas est particulièrement nuisible aux personnes dont la vie est sédentaire, dont les occupations sont intellectuelles, et dont les organes digestifs ne sont pas aidés par un exercice suffisant. Au contraire, l'homme qui se livre chaque jour à des travaux durs, comme le terrassier, le moissonneur, ne peut pas mettre plus de trois à quatre heures entre chaque repas, et encore est-il obligé, surtout s'il est dans la force de l'âge, de les faire copieux.

Les inconvénients qui résultent de l'insuffisance d'intervalle entre les repas, augmentent avec les progrès de l'âge. L'adulte peut et doit manger trois fois le jour, l'homme fait deux fois ; le vieillard en général ne fait qu'un repas, mais il peut le faire copieux, plus copieux même que l'homme de quarante à cinquante ans ; il faut seulement qu'il accorde à son estomac, devenu paresseux, mais patient, le temps dont il a besoin pour accomplir entièrement l'acte de la digestion. La plupart des vieillards, parmi ceux qui s'observent convenablement, chez qui la raison l'emporte sur le plaisir de manger, et qui pourraient et devraient être leur propre médecin, en ce qui concerne le régime, sont conduits d'eux-mêmes à ne manger qu'une fois, à l'heure un peu tardive, pour eux surtout, du dîner; à peine prennent-ils le matin un potage, une tasse de café au lait, de chocolat ou de thé. Si le vieillard ne doit faire qu'un repas proprement dit, l'homme fait deux, l'adulte trois, quatre sont nécessaires dans l'adolescence, cinq dans la seconde enfance, un nombre presque illimité chez l'enfant à la mamelle. Chez ce dernier, toutefois, la succion trop rapprochée du mamelon n'est pas toujours sans inconvénient, et le médecin est souvent obligé d'interposer son autorité entre le désir des nourrices de donner à chaque instant le sein à l'enfant, et la nécessité de prévenir les vomissements et la diarrhée, en mettant un intervalle d'une à plusieurs heures entre chaque petit repas du nourrisson.

S'il y a pour le plus grand nombre des individus, des inconvénients graves à rapprocher trop les repas, il y a des inconvénients aussi, pour un certain nombre du moins, à les trop éloigner. Parmi les personnes qui retardent accidentellement, de plusieurs heures, un des repas, les unes, à force d'avoir attendu, ont en quelque sorte cessé de sentir la faim ; leur estomac souffre, mais n'a plus besoin, et le repas qu'elles font dans cette disposition, fût-il moins abondant, ne sera pas toujours bien digéré. Les autres sentent leur appétit s'accroître incessamment avec le retard; elles mangent ou plutôt elles dévorent précipitamment les aliments qu'elles trouvent; elles les broient mal, elles les insalivent à peine, et éprouvent après le repas cette distension, cette pesanteur de l'estomac, cette inaptitude générale aux actes de la vie, que nous avons déjà signalées.

Les intervalles que nous avons indiqués comme devant séparer les divers repas ne sont d'ailleurs pas applicables à tous les sujets. Soit à raison d'une activité plus grande de l'estomac, soit aussi par l'effet de l'habitude, soit enfin par suite de la nécessité où elles se trouvent de *manger très-peu* à la fois, quelques personnes ne pourraient mettre six à huit heures d'intervalle entre un repas et le suivant. Dans le cours de la grossesse, certaines femmes sont obligées de multiplier indéfiniment les repas, et si elles souffrent, c'est plutôt de leur ajournement que de leur rapprochement. En dehors même de la gestation, quelques femmes, et il faut le remarquer, la constitution de la femme se rapproche beaucoup de celle de l'enfant, éprouvent également un besoin réel, même dans la période moyenne de la vie, de multiplier les repas; mais elles forment exception. Ainsi, quelques-unes sont obligées de manger quatre, six, dix fois le jour, et même assez solidement; mais, le plus souvent, deux de leurs repas seulement mériteraient ce nom et encore sont-ils ordinairement légers ; les autres, le premier déjeuner et le goûter ou collation consistent seulement en un potage, un bouillon, une tasse de lait, un fruit. Si un peu de viande froide était réellement nécessaire à ces personnes, il ne faudrait pas y mettre empêchement, à moins qu'on ne trouvât dans quelque autre circonstance, comme la vie sédentaire, l'application trop forte ou trop prolongée de l'esprit, d'autres causes suffisantes pour expliquer les souffrances de l'estomac.

§ 10. — De l'exercice sous le rapport thérapeutique.

Le défaut d'un exercice régulier est l'une des causes les plus fréquentes de la dyspepsie. Son influence sur le dérangement des organes digestifs est d'autant plus grande que le sujet a des muscles plus forts et plus aptes à supporter le mouvement : la vie sédentaire est généralement, par ce motif, plus nuisible aux hommes qu'elle ne l'est aux femmes, qui d'ailleurs trouvent dans la surveillance et les soins du ménage, une cause de mouvement que n'ont pas les hommes. Un exercice modéré est un auxiliaire indispensable pour les bonnes digestions ; on pourrait dire proverbialement qu'on digère avec ses *jambes* autant qu'avec son *estomac*. C'est donc un des points les plus importants à considérer, dans le traitement de la dyspepsie.

Les hommes adonnés avec ardeur à l'étude ou à la culture des lettres et des sciences, ont souvent un grand éloignement pour l'exercice ; ils répugnent singulièrement à enlever à leurs travaux de prédilection un temps qu'il faudrait perdre dans une *locomotion imposée*, qui ne leur inspire que de l'ennui. Comme il est impossible de changer leurs goûts, il faut s'attacher à les convaincre que l'intérêt même de leurs études exige qu'ils acceptent ce sacrifice. Il importe donc bien de leur faire comprendre que l'esprit n'a toutes ses facultés qu'à la condition que le corps conservera les siennes, et que l'absence de mouvement étant une cause inévitable de maladie, ils doivent, dans l'intérêt même de leurs travaux de prédilection, se soumettre aux règles de l'hygiène. Cet argument, qu'ils rejettent tant que leur santé n'est que passagèrement et légèrement troublée, reprend toute sa force quand les phénomènes dyspeptiques augmentent, et spécialement lorsqu'ils retentissent, comme cela est ordinaire, surtout chez eux, vers le cerveau.

Pour se convaincre de la part que prend à l'accomplissement des fonctions digestives, l'exercice soutenu, mais modéré du corps, il suffit de comparer sous ce rapport les ouvriers des villes et ceux des campagnes. Ces derniers, adonnés aux travaux des champs, ne sont que par exception rare, atteints de dyspepsie, bien que leurs aliments soient très-grossiers, très-indigestes, composés principalement de pain mal levé et mal cuit, de gros légumes, d'un peu de porc salé, aux bons jours, de piquette, de mauvaise bière ou de cidres souvent aigris. Les ouvriers des villes, dont l'alimentation est incomparablement meilleure, sont atteints en bien autre proportion de dyspepsie, ceux surtout dont le travail exige la position assise, les tailleurs, les cordonniers, les bijoutiers et horlogers, les serruriers, les mécaniciens, les ouvriers des grandes usines, les dessinateurs, et parmi les femmes, celles qui sont, en si grand nombre, occupées à toutes les espèces de couture.

Quel est l'homme d'ailleurs qui n'ait observé sur lui-même que le jour où il fait de l'exercice dans la mesure de ses forces, soit à la ville, soit surtout à la campagne, il n'ait un appétit meilleur et une digestion plus facile? que le jour au contraire où l'urgence des affaires le retient dans son cabinet, il n'en éprouve un effet opposé? que si, pendant plusieurs jours consécutifs, il mène cette vie plus active, ou, par contre, une vie toute sédentaire, l'influence de ces conditions opposées sur ses digestions ne devienne plus marquée encore? Nul donc ne saurait avoir aucun doute sur ce point.

Il est plus facile de convaincre les personnes dyspeptiques de la nécessité de l'exercice, que de les amener à y consacrer chaque jour un temps suffisant. Les hommes objectent leurs affaires, les femmes la surveillance de leurs maisons, leurs habitudes, l'ennui que leur cause une promenade sans but. Aux uns et aux autres il faut faire sentir le prix de la santé, la nécessité de couper court à un mal qui commence et dont le remède, certain et facile au début, n'aurait pas toujours cette efficacité; le devoir qui existe pour tous, surtout pour le chef de la maison et pour la mère de famille, de se conserver; il faut faire intervenir l'autorité du mari sur la femme, l'influence persuasive de la femme sur le mari, celle des enfants sur leurs parents, et avec ce concours de volontés, le médecin parviendra le plus souvent à obtenir des habitudes hygiéniques meilleures, dont le rétablissement de la santé sera la conséquence.

Dans les classes ouvrières, il y a de grands obstacles pour obtenir chaque jour un exercice suffisant. Toutefois, dans la plupart de ces professions, le travail de l'atelier n'est pas le seul : l'ouvrier ne se borne pas à faire des souliers, des habits, des chapeaux ; il faut qu'il conserve et entretienne ses relations avec ses patrons et ses pratiques ; qu'il porte chez les uns ou chez les autres les objets achevés ; qu'il en demande d'autres ; qu'il se procure les matières premières nécessaires à son travail, etc. Dans les grandes fabriques, il y a mille autres occasions dont profite un patron bienveillant pour donner à l'ouvrier le mouvement dont il a besoin. L'intervention charitable du médecin, dans ces cas, est rarement impuissante, et il ne doit pas hésiter à en prendre au besoin l'initiative.

Du reste, le besoin d'exercice est d'autant plus nécessaire à l'accomplissement régulier des fonctions digestives, que l'habitude en est contractée depuis longtemps, et que l'exercice de chaque jour est plus considérable. De deux hommes, qu'une cause analogue, une fracture à la jambe, par exemple, ou toute autre maladie locale, obligera à garder un repos absolu, celui qui aura des habitudes sédentaires conservera de l'appétit et continuera le plus souvent à prendre et à bien digérer des aliments, en quantité à peu près ordinaire. L'homme aux habitudes actives, au contraire, souffrira bien plus de cette immobilité, à laquelle il se trouve subitement condamné ; il perdra l'appétit et ne digérera que péniblement une quantité d'aliments inférieure même à celle dont il faisait usage. Il sera pris de dyspepsie, et d'une dyspepsie essentielle ; car elle n'est assurément pas symptomatique de sa fracture, mais l'effet de la privation du mouvement, qui n'est pas elle-même une maladie, mais une cause morbifique.

Quels moyens lui opposera-t-on ? Cette règle générale, excellente d'ailleurs, d'éloigner la cause pour couper court aux effets, lui est-elle applicable? Assurément non. Car le traitement de la fracture, qui impose l'immobilité passe avant celui de la dyspepsie qui réclamerait le mouvement, s'il était possible. Ce qu'il convient de faire ici, c'est de diminuer le travail digestif, en limitant la quantité et en réglant la qualité des aliments ; c'est d'aider à la digestion par l'emploi des amers, par le mélange avec le vin des eaux minérales gazeuses, telles que celles de Bussang, d'Ems, de Seltz ou de Soultzmatt ; c'est de favoriser les garderobes par des lavements, par de petites doses de rhubarbe, toutes choses que les chirurgiens instruits, dont l'attention ne se borne pas au membre fracturé, ne manquent jamais de faire. Il faut, quand la nature de la maladie n'y met pas empêchement, et que les circonstances le permettent ou le demandent, suppléer au mouvement actif par les exercices passifs, en voiture, à âne, à cheval, et même en bateau ; au besoin, quand la faiblesse est plus grande encore, en promenant les malades dans leur propre chambre, sur un fauteuil roulant, une ou plusieurs fois par jour.

Lorsque la dyspepsie n'a qu'une intensité moyenne, l'exercice doit avoir lieu après les repas; mais si le mal est assez intense, pour que tout mouvement qui suit le repas, augmente les souffrances dont l'épigastre est le siége; si, pendant ce premier temps de la digestion stomacale, les jambes sont comme brisées et la marche plus pénible, il vaut mieux laisser le malade dans le repos, pendant une ou plusieurs heures, et attendre, pour lui faire prendre de l'exercice, que ces phénomènes aient disparu. L'exercice aide à l'action de l'estomac, quand celle-ci n'est atteinte qu'à un certain degré; mais quand elle l'est plus profondément, le travail des muscles enraye celui de l'estomac; il faut que ce dernier soit achevé ou du moins en bonne voie, avant que celui des muscles commence et lui vienne en aide.

En règle générale, chez l'homme malade surtout et même chez le sujet bien portant, autant un exercice pris à propos et avec mesure, est un auxiliaire utile au travail digestif, autant un excès de fatigue lui devient contraire. Voyez ce qui arrive à cet adolescent qui se livre, pour la première fois, avec une ardeur immodérée, dans les grandes chaleurs de l'été, au plaisir de la chasse. Il marche, ou plutôt il court du matin au soir, sous l'action d'un soleil brûlant, poursuivant le gibier qui fuit devant lui, et ne rentre le soir que lorsque sa propre fatigue et le déclin du jour l'y contraignent. Croyez-vous qu'il va dîner avec appétit? Il n'en sera rien; il prendra à peine quelques aliments, il boira en abondance, il abandonnera promptement la table, pour gagner son lit, y subir les conséquences de la courbature qu'il s'est donnée, et ne le quittera le lendemain qu'avec un brisement général et un appétit incertain. Heureux encore si, par suite de cette fatigue excessive, l'estomac n'est pas devenu inhabile pour plusieurs jours à digérer le peu d'aliments qui seraient pris. Par opposition vous verrez ses compagnons de chasse, plus robustes que lui et qui n'ont marché que dans la limite de leurs forces, manger de grand appétit, passer joyeusement la soirée en devisant sur les hauts faits de la journée, et recommencer le lendemain.

Si un excès d'exercice a de tels effets sur les

organes digestifs, chez un jeune homme parfaitement bien portant, on comprend à quel degré il devient contraire chez les sujets déjà atteints de dyspepsie: chez eux l'excès arrive bien vite, surtout, comme nous l'avons dit, quand le mal a une certaine intensité.

Dans les formes graves de la dyspepsie, ce besoin de repos absolu peut s'étendre à tous les organes pendant le faible travail de l'estomac et être porté à un degré tel, que remuer les bras, parler, lire, écouter, regarder, réfléchir soient une fatigue, et que le malade, surtout s'il est doué d'une grande sensibilité nerveuse, ne veuille et ne puisse rien faire de tout cela, dans le temps qui suit les repas.

Il est difficile au médecin de régler d'une façon absolue la durée de l'exercice que le dyspeptique devra faire chaque jour avec avantage: la précision est impossible. C'est au malade lui-même, d'après la sensation de lassitude qu'il commence à éprouver; c'est aux personnes qui l'accompagnent, d'après l'expression de fatigue qu'elles remarquent dans ses traits, à juger qu'il est temps de s'arrêter.

Il est bon en général que les promenades aient un but agréable, qu'elles soient dirigées vers des points où l'air soit vif et sec, où la vue de la nature ou des monuments donne des distractions; et dans ce but aussi, il convient que chaque jour, elles soient, autant que possible, dirigées vers des lieux nouveaux ou souvent variés.

§ 11. — Des rapprochements sexuels sous le rapport thérapeutique.

Il importe encore, chez les dyspeptiques, chez les hommes en particulier, de ne pas perdre de vue l'influence que les *rapprochements sexuels* exercent sur les fonctions digestives, à quelque distance des repas qu'ils aient lieu. Plusieurs m'ont confessé qu'ils en éprouvaient une telle aggravation, qu'ils avaient dû s'en abstenir entièrement. Il convient de recommander à tous une grande modération à ce sujet; cette modération consiste à ne se livrer à ces actes, que dans la mesure du strict besoin.

§ 12. — Des occupations intellectuelles sous le rapport thérapeutique.

L'occupation sérieuse de l'esprit est, pendant le travail de la digestion stomacale, une des circonstances les plus propres à l'entraver, même chez les sujets bien portants, et à plus forte raison chez ceux dont les digestions sont déjà troublées. Aussi est-ce un des points sur lesquels l'attention du médecin doit constamment se porter, lorsqu'il est consulté par un sujet atteint de dyspepsie: « Com-« ment votre journée est-elle distribuée? quelles

« heures donnez-vous aux affaires? quelles heures « aux repas, quelles heures à l'exercice? » Tels sont les questions que je ne manque pas de lui adresser, et j'apprends par les réponses, qu'après le déjeuner, l'un se met à son bureau pour faire sa correspondance, vérifier ses livres; l'autre se rend au palais pour juger ou plaider, l'autre entre dans son étude pour y recevoir ses clients ou parcourir ses *dossiers ;* le professeur se rend à sa faculté ou à son collége, pour y faire des examens ou des cours; le prêtre va s'asseoir dans sa chaire ou dans son confessionnal, le médecin dans son cabinet, et tout cela pour plusieurs heures, celles précisément où le repos de l'esprit serait le plus nécessaire à l'action de l'estomac. La plupart des ouvriers à profession sédentaire sont dans le même cas; bien que le travail manuel auquel ils se livrent, n'occupe pas beaucoup leur intelligence, il y a toutefois, chez eux, une certaine application, qui, jointe à l'absence de mouvement, peut avoir quelque part dans la difficulté des digestions dont ils se plaignent.

Plus l'application de l'esprit est forte et prolongée, plus est grande aussi l'influence qu'elle exerce sur le travail digestif: elle peut aller jusqu'à l'entraver complétement, surtout lorsque l'habitude n'en a pas amoindri l'effet, et que le sujet n'a pas été conduit par ses propres observations à vivre très-sobrement.

Aux malades qui sont dans cette position, il faut recommander de limiter le travail intellectuel aux heures où l'estomac est en repos: depuis le lever, par exemple, jusqu'au déjeuner. C'est le moment d'ailleurs où l'esprit est le plus libre, où rien encore ne l'a ému ni préoccupé, où il est le plus facile de le fixer sans effort sur tel ou tel sujet. Les heures qui précèdent le second repas sont encore favorables et peuvent être consacrées au travail intellectuel, surtout lorsqu'un exercice suffisant a eu lieu après le déjeuner, et que la digestion de ce repas est assez avancée pour que ni le cerveau ni l'estomac n'en souffrent. Quant aux hommes que des devoirs publics obligent à s'occuper de choses sérieuses, dans les heures même qui suivent le premier repas, aux magistrats, aux avocats, aux professeurs, par exemple, il faut qu'ils s'astreignent à un déjeuner très-léger, dussent-ils prendre plus tard un peu d'aliments pour attendre le dîner.

§ 13. — **Des préoccupations morales sous le rapport thérapeutique.**

Si les occupations excessives de l'esprit sont un obstacle presque insurmontable à la guérison de la dyspepsie, les inquiétudes vives, les grandes peines morales, les chagrins prolongés, surtout dans un cœur de père ou de mère, de fils ou de fille, de femme ou de mari, de frère ou de sœur, exercent une action non moins forte, et contre laquelle la médecine est à peu près désarmée. On peut obtenir d'un homme voué à la culture des lettres ou des sciences, une certaine modération dans ses études, qu'il peut quitter et reprendre comme il le veut. On peut le convaincre qu'il vaut mieux interrompre, chaque jour, pendant une ou plusieurs heures qui seront consacrées à des exercices de corps, à des distractions de l'esprit, un travail dont la continuité et l'excès ne se concilieraient pas avec sa santé déjà altérée. Mais que dire à l'homme qui tremble pour les existences qui lui sont les plus chères, à celui surtout qui vient de voir s'accomplir le malheur qu'il redoutait, qui pleure son père, sa femme, son enfant; à celui encore qui voit son honneur à jamais compromis dans quelqu'un de ces événements dont la vie humaine est remplie? Dans ces perturbations de tous les organes, l'estomac n'est plus apte à remplir ses fonctions: à peine quelques potages, quelques bouillons peuvent-ils être acceptés et digérés. On attendra pour augmenter graduellement l'alimentation, l'adoucissement de ces grandes et trop légitimes douleurs. Quand le temps en aura adouci la violence, les voyages, surtout vers des pays solitaires, vers les grands et beaux sites de la nature, loin des lieux où la mode et les plaisirs bruyants rassemblent, chaque année, les gens désœuvrés, concourront à apporter un allégement réel aux grandes peines du cœur et aux désordres qu'elles ont amenés dans les diverses fonctions.

Si les grandes secousses morales, ainsi que la tension excessive de l'esprit troublent presque inévitablement les digestions, les conditions tout à fait opposées ne leur sont pas non plus favorables. Le vide du cœur, le désœuvrement complet de l'esprit sont loin d'être choses bonnes pour la santé. Non pas que sous ces dernières influences on voie apparaître les grandes et subites perturbations que produisent les premières. Mais dans ce vide complet du cœur et de l'intelligence, les fonctions stomacales deviennent languissantes, l'appétit diminue, les aliments même en petite quantité, sont digérés difficilement, péniblement; et si les mêmes influences persistent longtemps, elles peuvent conduire jusqu'à cette dyspepsie intense qui réduit à presque rien l'alimentation, et qui se montre bientôt avec le pénible cortége des symptômes de l'hypochondrie.

C'est surtout à l'inoccupation habituelle de l'esprit qu'il convient de rattacher ces dyspepsies hypochondriaques, qu'on voit survenir si fréquemment chez les sujets qui abandonnent prématurément leur profession vers le milieu de leur vie, et alors qu'ils conservent encore une activité qui n'a plus d'emploi. Il est bien quelques hommes, qui, nés avec de l'aisance, ayant fait des études littéraires ou scientifiques complètes, et sans avoir jamais exercé une profession proprement dite, trouvent dans l'étude des lettres ou des sciences, dans leur goût pour l'agriculture, dans les soins de leur famille et l'éducation de leurs enfants, dans l'habitude de voyages instructifs, de bons et honorables moyens d'imprimer à leur vie un mouvement, un but qui préserveront leur santé. Mais si on compare leur nombre à celui des hommes qui, après avoir acquis dans les affaires une aisance suffisante, abandonnent les seules choses qu'ils sussent faire et ne peuvent plus que traîner leur vie dans des distractions stériles et insuffisantes, telles que les conversations de la société, les promenades sans but, la fréquentation des spectacles, des clubs, des réunions diverses, on se convaincra facilement que les premiers font exception et que les seconds établissent cette règle, savoir : que si, comme on l'a répété depuis longtemps, la parfaite honnêteté est plus difficile et plus rare chez les gens oisifs, il est également vrai, il est plus vrai encore, d'après l'observation médicale, que l'homme oisif est moins bien portant et moins heureux que l'homme occupé.

Lors donc que je suis consulté par un homme dyspeptique, à quelques autres questions déjà signalées et que je lui adresse constamment, je joins toujours celle-ci : Avez-vous eu et avez-vous encore une profession et quelle est-elle ? La dyspepsie, comme nous l'avons vu, n'atteint que rarement les hommes très-occupés, où, si elle les frappe, cela tient en général à des causes secondaires, au défaut de régularité ou à la précipitation dans les repas, à l'absence d'exercice dans les heures qui les suivent, à des conditions qui peuvent être modifiées, non pas toujours sans effort, mais dont, en définitive, l'homme occupé peut triompher, surtout quand il est occupé activement, et que, par la nature de son état, le corps comme l'esprit, peut avoir sa part dans le travail auquel il se livre. Eût-il même une occupation toute sédentaire, en donnant, comme nous l'avons dit, une ou plusieurs heures chaque jour, à quelque exercice physique, il parviendra encore à rétablir l'équilibre dans sa santé.

Mais pour l'homme sans profession aucune, pour l'homme surtout, qui, après avoir volontairement quitté celle qu'il a exercée jusqu'au milieu de sa vie, ne sait plus comment remplir ses journées et *tuer le temps*, la médecine est trop souvent impuissante. La littérature et les sciences sont en général de peu de ressource pour ceux qui ne les ont jamais cultivées. Il en est généralement de même de la vie de campagne : tel individu s'en fait d'avance une grande joie, qui n'en jouira pas longtemps. Le goût des champs comme celui des lettres a besoin d'avoir ses racines dans les premiers souvenirs de la vie. Aussi, ai-je vu des hommes de sens renoncer à cette vie champêtre, trop en opposition avec leurs habitudes, rentrer courageusement dans les occupations qu'ils avaient quittées et rétablir leur santé par l'éloignement immédiat de la cause qui l'avait altérée.

Le célèbre chirurgien anglais *Astley Cooper*, n'eut pas le même bonheur : fatigué de la pratique de son art, et possesseur d'ailleurs d'une immense fortune, il avait pris le parti de se rendre dans une terre magnifique, où se trouvaient réunis tous les plaisirs de la campagne, toutes les jouissances d'une fortune aristocratique. Cinq à six mois après il revenait à Londres, aussi changé que s'il avait subi une maladie grave et longue. Aux questions que lui adressaient ses nombreux amis, qui l'avaient cru le plus heureux des hommes dans ce nouveau genre de vie qu'il avait longtemps désiré, il répondait tristement : « Voulez-vous savoir ce que je faisais dans mon parc? Je regardais successivement tous mes arbres, pour choisir celui auquel je me pendrais : je reviens à Londres pour y reprendre les occupations de toute ma vie, et y recouvrer, si je puis, la santé. » Mais il était trop tard, et le plus habile des chirurgiens anglais ne tarda pas à succomber à un mal devenu plus fort que tous les secours de la médecine.

Les hommes de mer, dont la santé s'altère quand ils sont débarqués, ne rétablissent quelquefois leurs digestions qu'en remontant sur leurs vaisseaux.

Quelques militaires également ne se sont guéris qu'en reprenant la vie agitée des camps. Mais de semblables résolutions sont rares, et la plupart de ces malades traînent péniblement leur existence, troublée à la fois par la dyspepsie et l'hypochondrie, regrettant l'époque laborieuse de leur jeunesse, où ils luttaient par un travail opiniâtre contre l'indigence, mais restaient bien portants, souvent joyeux, résignés d'ailleurs aux difficultés du moment, et espérant mieux de l'avenir.

§ 14. — Des œuvres actives de charité comme moyen de traitement des dyspepsies.

Les associations de charité dans les villes, le soin, dans les campagnes, de visiter les pauvres, les malades, de leur porter des consolations et des secours, offrent aux personnes qui ne sont pas occupées, comme à celles qui ne le sont pas suffisamment, une ressource utile à la santé et une grande satisfaction pour le cœur. C'est surtout après de grands chagrins, comme ceux qui résultent de la perte de personnes aimées, quelquefois après un changement de position sociale et de fortune, qu'une vie consacrée à cette charité active, qui porte sa récompense avec elle, et qui chaque jour est plus douce à qui la pratique, devient un moyen puissant de rétablir une santé profondément altérée. Cette voie est large, elle est ouverte à tous, aux hommes, aux femmes, aux vieillards, aux jeunes gens, et chacun, selon ses dispositions, peut y marcher seul, ou ce qui vaut mieux, en s'associant à quelques personnes honorables, y consacrer ce qu'il peut de son temps et de sa fortune. Je puis leur affirmer, médicalement parlant, que ce sera temps et argent bien employés et placés à gros intérêts, surtout s'ils persévèrent dans cette voie, s'ils s'en font une obligation réelle, un devoir quotidien que rien n'interrompe. Ils y trouveront le meilleur remède possible, au défaut d'exercice, à ce désœuvrement de l'esprit et du cœur, que nous avons signalé, comme une des conditions les plus dangereuses pour tous, et surtout pour les personnes dont le système nerveux est vivement impressionnable et les organes digestifs faibles et irritables.

Il a été question dans le chapitre consacré à la dyspepsie accidentelle, de ces répugnances idiosyncrasiques des organes digestifs pour telle ou telle substance alimentaire, et nous avons vu que la seule chose raisonnable à faire était, après quelques essais infructueux pour en triompher, d'engager les personnes à renoncer complétement, du moins pour le moment, à tout essai de ce genre. Nous renvoyons, en conséquence, à ce qui a été dit à ce sujet aux deux chapitres consacrés l'un à l'étiologie (p. 27), l'autre au traitement de la dyspepsie accidentelle (p. 37).

Dans le cas où ces substances ne troubleraient que médiocrement les digestions et deviendraient par cette demi-innocuité l'occasion d'une dyspepsie habituelle, il n'y aurait pas moins lieu d'y renoncer, comme à choses relativement nuisibles, et dont les mauvais effets pourraient amener avec le temps des désordres plus prononcés, même en en réduisant beaucoup les quantités.

Nous ajouterons seulement que s'il existe un certain nombre de substances alimentaires, qui, sans avoir rien de nuisible pour le plus grand nombre des individus, peuvent cependant, par une idiosyncrasie exceptionnelle, être contraires à quelques-uns, il existe aussi des idiosyncrasies, en sens opposé, par suite desquelles des sujets digérant mal les aliments ordinaires et même les aliments les plus digestibles, digèrent facilement ceux qui sont regardés et reconnus comme les plus lourds. Tissot a rapporté l'exemple d'une personne dyspeptique, qui était réduite à vivre de *croûtes dorées*, espèce de pâtisserie suisse, très-compacte; aucun autre aliment n'étant accepté par l'estomac. J'en ai vu qui ne digéraient bien que les croûtes de pâté. J'ai connu un homme de délicate complexion, dont l'estomac entrait souvent en révolte complète pour longtemps, et qui, lorsque la saison le permettait, se rétablissait en mangeant, en un seul jour, un melon entier. Le médecin qui connaît ces faits doit en tirer profit et dire, comme Tissot, à son malade : *Vivez de croûtes dorées*, tant que votre estomac les digérera, et ne supportera pas autre chose.

ARTICLE II.

DU TRAITEMENT DE QUELQUES FORMES DE LA DYSPEPSIE.

Après avoir indiqué les bases générales du traitement de la dyspepsie, nous devons nous occuper des modifications particulières que réclament, dans leur traitement, les formes diverses de cette maladie, selon ses *degrés* d'*intensité* et d'*opiniâtreté*, selon son *siége* dans l'*estomac* ou les *intestins*, selon la *prédominance* de l'*atonie* ou de l'*irritabilité* de ces organes, ou enfin dans ses formes spéciales, désignées sous les noms de *flatulente*, *gastralgique*, *boulimique*, *acide* et de *dyspepsie des liquides*.

§ 1er. — Traitement de la dyspepsie légère.

La dyspepsie légère, cède ordinairement, surtout quand elle est récente, avec facilité et promptitude, au simple éloignement de la cause ou des causes qui lui ont donné naissance. Une diminution modérée dans la quantité des aliments, un choix un peu plus sévère, un intervalle convenable entre les repas, dont le nombre sera déterminé, un exercice suffisant, etc., suivant les règles posées dans le chapitre précédent, suffiront dans le plus grand nombre de cas pour en triompher.

Si, nonobstant ces moyens, le mal persistait, il faudrait revenir à la recherche des causes qui l'ont produit. Une première enquête a pu être incomplète, soit par omission involontaire ou volontaire du malade, soit parce que le médecin n'a pas fait toutes les questions nécessaires. Dans un second examen, il s'assurera avant tout, par le récit du malade lui-même et par celui des assistants, s'il a suivi constamment et en tous points les conseils qui lui ont été donnés. S'il ne l'a pas fait ou ne l'a fait qu'incomplétement, on insistera pour qu'il s'y soumette entièrement. Si les prescriptions ont été observées, on reviendra encore sur les recherches étiologiques qui doivent, quand elles sont complètes, conduire à la connaissance des moyens de traitement: elles comprendront les aptitudes habituelles de l'estomac, et s'étendront même aux idiosyncrasies, précédemment signalées. Dans ce nouvel examen, les questions seront posées d'une manière plus précise; celles en particulier qui se rattachent aux causes les plus délicates de la dyspepsie : je veux parler des causes morales. De leur connaissance ressortiront probablement une ou plusieurs indications nouvelles, qui éclaireront dans la marche à suivre pour arriver à bien. On y joindra, au besoin, pour remonter l'esprit du malade, l'usage modéré de quelques boissons amères, de quelque eau minérale digestive, prise aux repas avec le vin, des distractions plus variées, des excursions de quelques jours, et l'on devra triompher de ces légers troubles digestifs, surtout si dans les examens successifs, rien ne vient les rattacher aux dyspepsies symptomatiques.

§ 2. — Traitement de la dyspepsie grave.

Nous appelons dyspepsie grave celle qui à raison du trouble considérable des fonctions digestives, rend l'alimentation insuffisante, ou même impossible, est accompagnée de vomissements ou de diarrhée, oblige à garder la chambre et même le lit, et finit par inspirer des craintes au malade et à sa famille, pour son existence.

Chez la plupart des sujets, les symptômes locaux prédominent sur les phénomènes généraux et sympathiques ; toutefois, la diminution des forces et de l'embonpoint qui survient lentement dans la plupart des cas, rapidement dans quelques-uns, justifie les préoccupations qu'inspire communément cette forme de dyspepsie.

Dans ces dyspepsies graves, le plus souvent stomacales, la recherche des causes est encore la première chose qui doit appeler l'attention des médecins. Il faut y joindre celle des influences qui ont pu l'aggraver : plus le mal se montre sous un aspect grave, plus l'investigation du médecin doit être scrupuleuse et complète, sur ces deux points en particulier.

Elle fournira le plus souvent de précieuses indications, mais en présence d'une altération profonde de l'appareil digestif, de la nécessité et de la difficulté de nourrir un malade qui s'épuise, l'éloignement des causes morbifiques, quelque importance qu'il ait, pourrait rester insuffisant; il n'est pas moins essentiel de trouver un aliment que l'estomac accepte, avec ou sans le concours de quelque agent thérapeutique.

Quand les choses sont arrivées à ce point de gravité, le malade a nécessairement essayé déjà de beaucoup d'aliments variés, soit d'après son propre instinct, soit d'après les conseils des médecins qu'il a consultés. Il importe de connaître quels ont été ces essais, comment ils ont été faits, si plusieurs ont eu lieu simultanément, ou s'ils ont été successifs, et quels ont été les résultats de chacun d'eux. On cherche aussi à connaître les instincts des malades, à savoir quels aliments leur plaisaient davantage ou étaient mieux digérés en santé, fût-ce même parmi ceux réputés indigestes. J'ai cité l'exemple d'un dyspeptique qui, dans les recrudescences plus qu'annuelles de son mal, se remettait en mangeant un melon ; chez d'autres, les pêches, les raisins, le lait, produisent habituellement un effet semblable, non-seulement dans la dyspepsie stomacale, mais dans la dyspepsie intestinale avec diarrhée. De tels antécédents peuvent, sans doute, fournir des indications importantes, mais ces faits sont des exceptions.

Si rien de semblable ne vient éclairer le médecin, si les essais antérieurs, quoique bien dirigés, n'ont eu que des résultats fâcheux ou à peu près nuls, et ne fournissent d'autre indication que celle de ne pas les recommencer, force est de chercher ailleurs des indications.

Est-on en présence d'un sujet épuisé par un régime trop sévère, et surtout par des évacuations sanguines? on doit diriger son choix vers les aliments qui, sous le plus petit volume possible et sous les formes les plus digestibles, contiennent le plus de matières nutritives, tels que les consommés, les jus de viandes rouges ou noires, grillées ou rôties, que le malade mâchera pour en exprimer le suc, en rejetant la trame. Il les pénétrera de salive et les avalera lentement, en petite quantité chaque fois et à des intervalles déterminés, mais aussi rapprochés que le permettra l'état de l'appareil digestif. Dans quelques cas, la petite quantité d'*eau* contenue entre l'huître et sa coquille a pu être seule digérée par des estomacs qui repoussaient toute autre chose. Les gelées de viandes assaisonnées d'un peu de vin généreux, ou même de liqueur alcoolique, quelques parcelles de pain ou de biscuit imbibées de vins muscats de Frontignan, de Lunel, de Rivesaltes, de vins d'Espagne, de Portugal, ou encore de Rota ou d'Alicante, s'ils sont acceptés, peuvent être d'un grand secours, quand ils sont administrés avec mesure, par cuillerées à café, étendus avec de l'eau, ou associés avec quelque substance douce, comme les bouillons et les gelées. En général, on ne doit pas trop redouter l'impression de chaleur que produit dans un estomac qui ne recevait que de l'eau gommée, ou du bouillon de veau, le contact d'aliments substantiels et surtout de vins généreux. Mais il convient de tempérer cette impression lorsqu'elle est vive, persistante, et qu'elle va jusqu'à la sensation de brûlure, soit en ajoutant plus d'eau à ces vins alcooliques, soit en les remplaçant par les vins vieux de Bordeaux ou de Bourgogne.

Si, au lieu de ces conditions, on est en présence d'un malade dont l'estomac a été longtemps irrité par un régime *incendiaire*, par l'abus des vins et des liqueurs, des assaisonnements excitants, par l'emploi prolongé des purgatifs résineux, du poivre cubèbe, du copahu, c'est aux aliments les plus doux qu'il convient d'abord de recourir, au lait sortant du pis, pur ou étendu d'eau, au lait d'ânesse, qui est le plus léger, aux bouillons animaux les plus faibles, tels que les bouillons de grenouilles, qui ont remplacé depuis plus d'un demi-siècle, dans la pratique médicale, les bouillons de vipère, si recommandés autrefois. Un jaune d'œuf délayé dans de l'eau bouillante, sucrée et aromatisée avec l'eau de fleurs d'oranger, les décoctions de fruits, de légumes, plus ou moins concentrées, forment une série de boissons alimentaires, parmi lesquelles on choisit, en consultant le goût du malade et la manière dont son estomac les accepte. On ne doit pas non plus perdre de vue, dans ces circonstances, la nécessité de tenir compte des habitudes. De même que, dans le cours d'une maladie aiguë, chez les sujets adonnés à l'usage du vin et des liqueurs alcooliques, il importe de ne pas interdire brusquement ces boissons, mais d'en accorder, chaque jour, une quantité limitée, qui peut encore être diminuée graduellement ; de même aussi, dans quelques dyspepsies graves, même avec augmentation de l'irritabilité, peut-il être nécessaire d'ajouter aux boissons mucilagineuses, quelques petites proportions de vins, ou mieux d'une liqueur alcoolique. Privés de leur stimulation accoutumée, certains estomacs ne savent pas digérer les substances même les plus légères.

Si l'on parvient à trouver, dans ces cas divers, un aliment qui soit accepté et digéré convenablement par un estomac qui vomissait ou se révoltait contre toutes choses, on a fait déjà un premier pas et un pas important vers la guérison. On en augmente graduellement la dose, mais avec prudence : on avait commencé par une cuillerée à café, on en donne deux, puis trois, puis une cuillerée à bouche, une très-petite tasse, et l'on est souvent surpris de voir qu'une quantité quadruple, décuple même, n'est pas en définitive plus laborieusement digérée que les quelques gouttes par lesquelles on avait débuté.

Si, au lieu de ces essais heureux, le mal persistait, et spécialement les *vomissements*, on essayerait de les enrayer par l'usage de la glace râpée, bien préférable à la glace pilée, parce qu'au lieu de fragments angulaires peu faciles à avaler, elle offre une espèce de poudre *homogène* à laquelle on peut ajouter du jus de fruits, un sirop, un peu de vin ou de bouillon, et qui arrive dans l'estomac avec sa température, tandis que les fragments qu'on laisse fondre dans la bouche ne portent dans ce viscère qu'une eau devenue tiède, en traversant par petites quantités, et dès lors avec lenteur, le pharynx et l'œsophage.

Dans le cas où la glace reste sans succès, on trouve dans le gaz acide carbonique, suspendu dans les eaux gazeuses naturelles ou artificielles ou dégagées de la potion de Rivière, un moyen souvent utile auquel tous les praticiens ont recours, avec des résultats très-divers. L'eau de Bussang, qui contient avec le gaz acide carbonique un élément alcalin, compte aussi des succès. Il en est de même de l'eau de Vichy, malgré son goût saumâtre. Il est d'usage, dans ces cas rebelles, d'essayer ces eaux diverses, et le médecin, dans un mal qui dure longtemps, est encore heureux de trouver dans la variété de ces ressources, même incertaines, des chances de combattre la maladie et des moyens de soutenir le moral du patient.

Dans ces derniers temps, quelques praticiens ont employé chez les enfants atteints de dyspepsie diarrhéïque intense, un genre d'*alimentation* qui devait soulever des objections sérieuses, mais qui n'a pas présenté à l'expérimentation d'aussi mauvais effets que l'induction aurait pu le faire craindre : il s'agit de la *viande crue*, du bœuf ou du mouton en particulier, réduite par la râpe ou la feuille (1), en très-petits fragments, assaisonnée avec un peu de sel ou de sucre. Je tiens du docteur Blache que parmi les enfants qu'il a soumis à cette alimentation, à l'hôpital de l'Enfant-Jésus, quelques-uns, en très-petit nombre, ont éprouvé une amélioration passagère; mais ceux-là même n'ont pas pu continuer la viande crue, et chez la plupart des autres, cet amendement passager n'a pas même été observé. Je ne sache pas qu'aucun médecin en prescrive encore l'usage aujourd'hui, et le délaissement

(1) Espèce de couperet très-mince.

universel de ce mode d'alimentation ne permet guère de conserver l'idée qu'il ait eu, dans les mains de quelques praticiens, des avantages soutenus et réels.

Les poudres amères de racine de columbo, l'extrait de gentiane, de quinquina et autres, ont été aussi administrés, peu avant les aliments, dans les cas surtout où les substances toniques sont indiquées. Lorsque seules, elles ne réussissent pas, et que le mal se présente avec des vomissements, des douleurs locales, de la diarrhée ou simplement une tendance diarrhéïque, on les associe à quelque préparation opiacée, à l'extrait thébaïque, à la codéine en particulier.

L'application sur l'épigastre de serviettes très-chaudes, de boîtes d'étain remplies d'eau chaude et configurées de manière à s'appliquer à la forme de l'épigastre, aident quelquefois à l'action de l'appareil digestif. Mais ce moyen ne peut être employé que comme un simple auxiliaire. On doit espérer mieux des sinapismes et des vésicatoires appliqués à l'épigastre. Si l'on en obtient quelque succès, on en répète l'application aussi souvent que le demande le retour des vomissements.

A. Des affusions et des immersions froides dans le traitement des dyspepsies graves de forme gastrique.

Dans les cas où le trouble des fonctions digestives résiste à ces moyens, l'emploi de l'*eau froide*, sous forme d'*immersions*, ou mieux d'*affusions*, constitue une des plus puissantes ressources de la thérapeutique. C'est au professeur Récamier, à qui l'art de guérir restera redevable à bien des titres, qu'il faut rapporter l'honneur d'avoir préconisé et introduit dans la pratique ce moyen énergique de traitement.

Il en a obtenu, et depuis lui le professeur Marjolin et beaucoup d'autres, parmi lesquels j'ai pris rang dès le principe, des résultats surprenants, dans les cas où les malades étaient parvenus au dernier degré de la faiblesse, et où l'estomac rejetait tous les aliments qu'on lui donnait. Voici de quelle manière Récamier procédait à ces affusions.

Il faisait mettre au milieu de la chambre du malade une baignoire vide, à droite et à gauche de la baignoire un baquet rempli d'eau à 16° Réaumur, quelquefois à 20°, quand il craignait, à raison de la faiblesse, que la réaction ne se fît pas convenablement. Deux personnes tenant à la main une grande casserole, étaient placées à côté de ces baquets. Le malade, débarrassé de ses vêtements, enveloppé dans une nappe comme dans un hamac, la tête seule couverte d'un serre-tête en taffetas ciré, était enlevé par deux personnes, tenant les deux extrémités du hamac et placé, ainsi suspendu, dans la partie la plus élevée de la baignoire : aussitôt les deux personnes placées à droite et à gauche, remplissant leurs casseroles dans les baquets, lançaient avec force l'eau dont elles étaient pleines sur le malade, dans la direction de la tête vers les pieds, d'une manière alternative, de sorte que l'affusion fût presque continue pendant le temps qu'elle durait. Ce temps était de 15 à 30 secondes pour les premières fois, chez les sujets très-faibles, d'une à deux minutes dans les affusions suivantes et chez les sujets moins débilités. L'affusion achevée, le malade était porté nu sur un lit de camp, essuyé rapidement, mais complétement, avec du linge non chauffé, puis enveloppé dans un vaste peignoir de flanelle, où il était frictionné jusqu'à ce que la chaleur fût partout et convenablement rétablie.

Cela terminé, le malade prenait un aliment beaucoup plus substantiel que celui auquel il était depuis longtemps réduit. C'était, selon l'ancienneté du mal, tantôt un potage ou une rôtie de pain dans un bon bouillon, tantôt une aile de poulet ou même un morceau de bœuf ou de mouton rôtis, en lui laissant le choix d'en avaler une partie, s'il était tendre, ou de se borner à en bien exprimer tout le jus, dans le cas contraire; ces affusions étaient répétées deux fois le jour, vers dix heures du matin, et vers cinq heures du soir, et chacune d'elles était suivie d'un repas analogue.

J'ai employé souvent ces affusions depuis une

trentaine d'années de la manière que je viens d'exposer. Si j'en excepte quelques cas rares dans lesquels les malades, dirigés par Récamier lui-même, prenaient trois fois le jour et souvent à contre-cœur de la viande, en quantité qui me paraissait trop considérable, je ne me rappelle pas avoir vu survenir d'aggravation ; loin de là, tous ont éprouvé une amélioration immédiate, passant d'une abstinence presque absolue à l'usage d'aliments substantiels et abondants, d'un état qui semblait désespéré au sentiment d'un bien-être soudain et d'une guérison prochaine.

Le succès des affusions dépend, en grande partie, de leur bonne administration. Le médecin doitfaire en sorte d'assister lui-même aux premières et de régler, avec une confiance modérée, l'alimentation des malades, évitant à la fois de leur en faire prendre une quantité excessive, comme aussi de se tenir trop près de l'abstinence des jours précédents.

L'*immersion* se fait comme l'affusion. Seulement, au lieu de recevoir sur son corps l'eau qui y est lancée, le malade est plongé, suspendu sur le hamac, dans l'eau dont la baignoire est à moitié remplie, et dont la température est presque égale à celle destinée aux affusions, 18 à 20° Réaumur. La durée de chacune de ces immersions ou de ces plongeons, qu'on répète six à dix fois, selon la manière dont ils sont supportés, ne dépasse pas quelques secondes. Le malade, retiré, est mis sur le lit de camp, où il est essuyé et frictionné comme à la suite des affusions. Celles-ci sont généralement mieux supportées. L'eau qui glisse sur la surface du corps produit moins de refroidissement ; la percussion du liquide prépare mieux la réaction et assure davantage les bons effets de l'eau froide. Toutefois il est quelques sujets très-impressionnables, parmi les femmes en particulier, qui redoutent cette projection de l'eau, et préfèrent être immergés dans le bain. Chez ceux-là, on peut employer l'immersion pour commencer, sans renoncer à la remplacer, quand faire se pourra, par les affusions.

Quel que soit le mode préféré, on doit généralement continuer ce moyen deux fois le jour d'abord, puis une fois, pendant au moins quelques semaines, pour mettre le malade à l'abri du retour des accidents.

B. Des affusions et des immersions froides dans les dyspepsies graves, de forme intestinale.

Bien que les meilleurs effets de l'eau froide aient été constatés dans la forme stomacale de la dyspepsie avec vomissement, elle a été employée aussi avec des résultats satisfaisants, mais non pas aussi constants, dans quelques dyspepsies *intesti-*

nales, dans celles même qui se montrent avec de la diarrhée. J'ai vu, à ma grande surprise, je dois le confesser, Récamier la prescrire avec sa résolution ordinaire, dans un cas de ce genre, mais avec une intensité plus grande encore, car il s'agissait de selles, non pas simplement diarrhéïques, mais sanguinolentes et très-copieuses, chez un jeune homme de vingt-cinq ans, très-robuste, réduit en quelques semaines au dernier degré d'épuisement, par une sorte de dysenterie qui, après avoir résisté à toute la série des moyens usités en pareil cas, fut immédiatement interrompue par les affusions froides et le passage brusque à une alimentation solide. Ce cas n'appartient pas aux simples dyspepsies, mais il montre l'innocuité et l'utilité des affusions dans un cas pathologique qui portait sur les mêmes organes et offrait encore bien plus de gravité.

Les malades attaqués de dyspepsie intense, et surtout de dyspepsie intestinale diarrhéïque, sont communément très-sensibles au froid : ils le redoutent par conséquent beaucoup, et la plupart ont un grand éloignement pour ces affusions et ces immersions. Aussi, lorsqu'elles sont clairement indiquées, l'autorité du médecin doit-elle intervenir énergiquement pour les rassurer et exiger d'eux qu'ils soumettent leurs appréhensions personnelles à l'expérience de celui à qui ils confient le soin de les guérir. C'est un motif de plus pour que le médecin assiste aux premières applications de l'eau froide, qu'il en dirige et en limite l'emploi, et que par sa présence et ses paroles, il remonte et soutienne le courage du patient. Ajoutons d'ailleurs que c'est précisément dans ces cas, où la sensibilité au froid est plus marquée, que l'usage extérieur de l'eau froide est plus particulièrement indiqué ; c'est, comme on sait, presque le seul moyen, c'est du moins le plus efficace, de réchauffer ces individus, quasi bien portants, qui ont constamment froid, malgré l'épaisseur et le nombre des vêtements dont ils se chargent.

Dans la forme grave de la dyspepsie intestinale, il y a presque toujours diarrhée. La petite quantité d'aliments que prend le malade subit, en général, peu d'altération en traversant le canal digestif, et sort souvent reconnaissable encore à ses caractères physiques, surtout quand l'estomac ne reste pas étranger aux désordres intestinaux. Dans ces cas, c'est surtout par la persévérance dans un régime sévère et par l'emploi de quelque préparation opiacée, prise une demi-heure avant l'ingestion de chaque petit aliment, qu'on parviendra à triompher du mal. Si l'opium seul n'arrête pas la trop grande fréquence des selles, on le combine soit avec le magistère de bismuth, soit avec une substance astringente, comme le tannin, les extraits de ratanhia, de quinquina, de roses rouges, qui en contiennent une certaine proportion. On porte directement les mêmes médicaments, suspendus dans un liquide amidonné ou mucilagineux, dans le rectum, sous forme de lavement peu volumineux, de 100 à 200 grammes, pour qu'ils soient conservés. On excite en même temps l'action de toute la peau par des frictions sèches, prolongées, aromatiques, presque rubéfiantes. On y porte des révulsifs, et de préférence des vésicatoires appliqués sur les parois abdominales. Et enfin si, par exception, cette série de moyens ne produit pas l'amélioration qu'on en obtient communément, si les forces s'épuisent, si le pronostic s'aggrave, on se tourne vers les affusions froides, comme nous l'avons dit dans l'article précédent, sans attendre que la faiblesse soit parvenue à un tel degré que la réaction, indispensable après l'application du froid, soit devenue impossible ou incertaine et hasardeuse.

Le régime, dans cette forme de dyspepsie, sera à peu près le même que dans la dyspepsie stomacale; toutefois on choisira, parmi les substances alimentaires, celles qui sont le moins susceptibles d'entretenir la diarrhée. Le bouillon de vieux coq, la gelée préparée avec ce bouillon, la macération à froid de pepins de coing, l'eau de riz, la décoction blanche, le jaune d'œuf délayé dans de l'eau bouillante, sucrée et agréablement aromatisée (lait de poule), sont autant de boissons alimentaires auxquelles on doit recourir, jusqu'à ce que la diminution des selles permette d'en essayer de plus substantielles. Chez les sujets qui, dans l'état de santé, digèrent bien le lait et sont même constipés par son usage, on devrait en faire l'essai, en commençant de préférence par celui de chèvre. L'association du calomel au sucre et à l'opium a paru à quelques praticiens amener des modifications utiles et a été préconisée par eux ; mais, si les doses de calomel uni à l'opium sont très-petites, l'effet en est à peu près nul ; si elles sont élevées, ce n'est pas sans inconvénient qu'on s'expose à ajouter, par un purgatif, à la fréquence déjà trop grande des évacuations alvines. J'ai peu de confiance dans ces *recettes* complexes, dans lesquelles on associe des remèdes dont les effets sont opposés, dont l'un est constipant, et l'autre purgatif.

C. De quelques remèdes récemment recommandés dans le traitement des dyspepsies.

Je l'ai dit souvent dans le cours de ce livre, et je ne crains pas de le répéter, les médicaments proprement dits, ne guérissent la dyspepsie que rarement et seulement avec le concours de l'hygiène. Ce jugement porté sur les anciens remèdes digestifs, auxquels nous ne refusons pas toute action favorable, doit-il s'étendre à ceux qui ont été préconisés dans ces derniers temps? C'est ce que nous allons examiner.

Nous commencerons par l'*extrait alcoolique de noix vomique* et la *strychnine*, qui en est la partie active.

Cette dernière substance ne doit être employée qu'avec une grande réserve, parce qu'elle appartient aux poisons les plus actifs et qu'à la dose de quelques centigrammes, surtout sous la forme de strychnine, elle pourrait occasionner rapidement la mort.

J'ai un grand éloignement, je l'avoue, pour de semblables remèdes, qui portent avec eux de si grands et si incontestables périls, et dont les bons effets sont, à mon avis, très-incertains. Ces périls peuvent être prévenus, il est vrai, si le médecin est constamment attentif à tout ce qu'il prescrit, s'il relit soigneusement son ordonnance ; si celle-ci est écrite de telle sorte qu'aucune incertitude ne soit possible sur les mots et sur les chiffres ; si le pharmacien et ses élèves sont à l'abri de toute distraction et de toute erreur ; si le remède est donné au malade exactement aux intervalles et aux doses indiquées ; si, comme il est arrivé plusieurs fois, on n'administre pas en un seul jour les doses accumulées des jours précédents ; si, après l'épuisement d'une première masse de strychnine, celle qui suit n'est pas plus pure et plus forte. Mais comment être sûr que ces conditions seront *toutes* et *chaque jour* observées de la part de *chacun* de ceux qui sont appelés à les remplir? Si, nonobstant ces dangers, la strychnine devait guérir des dyspepsies contre lesquelles tout autre moyen aurait échoué, moi-même j'y aurais recours. Mais quand je me reporte sur le passé, quand je vois la dyspepsie presque constamment due à des erreurs d'hygiène qui l'entretiendront, tant qu'elles ne seront pas éloignées, quand il doit être évident pour tous qu'aucun médicament, strychnine ou autre, ne saurait suppléer à la soustraction de ces causes, que dans le peu de cas où j'en ai essayé, je n'en ai obtenu aucun effet manifestement favorable, je ne saurais en recommander l'usage.

D. Des moyens propres à suppléer à l'insuffisance ou aux altérations du liquide pancréatique, du suc gastrique et de la bile.

Dans ces derniers temps, quelques médecins ont estimé que la dyspepsie, surtout lorsqu'elle est rebelle, pouvait dépendre de quelques modifications morbides du *liquide pancréatique* ou du *suc gastrique* lui-même. Ils ont en conséquence de cette idée toute théorique, proposé de porter dans les estomacs dyspeptiques, ces liquides recueillis sur des animaux. Pour le liquide pancréatique, qu'on ne peut aller chercher sur les animaux vivants, on a pensé qu'il devait se trouver en certaine abondance dans le pancréas des animaux morts. On a proposé en conséquence de faire manger aux dyspeptiques des pancréas de pigeon, beaucoup plus développés proportionnellement que ceux des autres volatiles, et préparés de manière à en faire un aliment acceptable. Je n'ai assisté qu'à un seul essai de ce genre, assez prolongé, malgré l'extrême répugnance qu'il inspirait : le résultat en a été nul.

Quant au *suc gastrique*, proposé par le docteur L. Corvisart, il a pu être retiré de l'estomac des animaux vivants, desséché et réduit en une sorte de poudre qu'on fait prendre avant ou après les repas. Les premiers essais, comme cela arrive souvent, ont paru offrir des résultats encourageants ; mais je dois dire que rarement, à ma connaissance, ces succès se sont soutenus, que la plupart des praticiens avec lesquels j'en ai causé, n'ont pas même obtenu ces succès éphémères. Quant à ce qui me concerne, j'ai pour règle, comme je l'ai dit, de traiter les dyspepsies par l'hygiène, de ne recourir aux remèdes que dans les cas d'insuffisance bien constatée du *régime*, et surtout de l'éloignement complet de toutes les causes qui ont concouru au développement du mal. Or, ces cas sont des exceptions, et avant de recourir aux pancréas de pigeon ou au suc gastrique des animaux, je cherche à remplir toutes les indications étiologiques précédemment énumérées, à réunir toutes les conditions hygiéniques de régime; j'y joins dans quelques cas l'emploi des amers ou des eaux minérales, etc. Rarement le mal résiste, et les occasions d'employer les sucs pancréatique ou gastrique m'ont le plus souvent échappé. Lorsque je les ai essayés dans ces circonstances, l'effet a été nul ou douteux. Il est d'ailleurs à remarquer que pour les employer à propos, il faudrait avoir des signes à l'aide desquels on reconnaîtrait que la dyspepsie en présence de laquelle on se trouve, est due à une altération de ces sucs! Or, la science ne possède pas actuellement ces signes; les possédera-t-elle un jour? Jusque-là on est réduit à essayer ces remèdes à tout hasard, et à jeter, dans un estomac qui souffre, un remède suggéré seulement par la théorie, et qui ne peut être utile que dans une *condition supposée*, dont *aucun signe positif* ne saurait, aujourd'hui du moins, *démontrer l'existence*. Enfin, au milieu de ces essais de remèdes, la chose principale, c'est-à-dire le régime, se trouve presque inévitablement reportée sur le second plan.

Il n'en est pas tout à fait de même de l'emploi du *fiel de bœuf*, que j'ai moi-même prescrit à quelques malades et recommandé dans certaines dyspepsies, dans lesquelles le cours de la bile étant entravé par suite d'une affection du foie lui-même ou de ses conduits, l'absence de ce liquide détermine dans la digestion intestinale des troubles, auxquels on peut en partie remédier, en portant dans les voies digestives, avec les aliments, une certaine dose de la bile du bœuf ou d'un animal carnivore. Ici, on n'agit pas au hasard : la couleur blanche des matières fécales ne laisse aucun doute sur l'absence de bile dans les intestins; et d'autre part, sa présence dans d'autres parties où elle ne devrait pas se trouver, dans l'urine, dans le sang, dans tous les tissus de l'économie, dans la sclérotique, dans la peau en particulier, vient encore confirmer ce fait. Il en est tout autrement des altérations du suc gastrique et du fluide pancréatique qui sont à peu près insaisissables pendant la vie.

En conséquence, dans ces cas de dyspepsie avec coloration ictérique des parties extérieures, et décoloration des matières fécales, j'ai pour usage d'associer aux aliments que me paraît réclamer l'état des organes, les pilules de fiel de bœuf, en nombre suffisant pour atteindre la dose d'un demi-gramme à un gramme à chaque repas. J'y associe, dans le cas de constipation, un dixième de savon médicinal ou de diagrède, et dans les cas de paresse des organes digestifs, quelque extrait amer comme ceux de taraxacum ou de gentiane. Sous l'influence de ce moyen, on observe le plus souvent quelque amélioration dans les fonctions digestives, lorsque le foie lui-même n'est pas sérieusement lésé; la production des gaz, ordinairement augmentée par la rétention de la bile dans ses conduits, diminue, et une partie des souffrances abdominales s'évanouit, en même temps que les fèces reprennent une couleur presque normale par leur mélange avec la bile *d'emprunt* portée dans les voies digestives. Mais il faut le reconnaître, ce n'est plus ici une simple dyspepsie, mais une dyspepsie compliquée, quelquefois même symptomatique, d'une affection du foie.

§ 3. — Dyspepsie d'intensité moyenne, mais de durée longue.

Cette forme de la dyspepsie se rencontre fréquemment. Les symptômes ne sont pas assez intenses pour suspendre les occupations ordinaires de la vie; mais ils la rendent constamment pénible, et, par intervalles, presque insupportable, par leurs exacerbations fréquentes. C'est, d'ailleurs, en particulier dans cette forme de dyspepsie qu'on voit se développer des symptômes d'hypocondrie; et, soit qu'ils dépendent uniquement des troubles digestifs, soit qu'ils se rattachent à des causes qui portent plus directement sur le système nerveux, telles qu'une disposition héréditaire, un tempérament nerveux, une tendance mélancolique de l'esprit, le désœuvrement physique et moral, causes plus puissantes encore d'hypocondrie que de dyspepsie, toujours est-il que le découragement vient s'ajouter aux autres phénomènes de la maladie et en rend la guérison plus difficile. Comment, en effet, obtenir des malades la persévérance nécessaire dans le traitement d'un mal, dont l'effet le plus ordinaire est de déprimer l'espérance et d'inspirer un éloignement absolu pour cette vie physiquement et moralement active qui est la condition première de la guérison?

De là, la nécessité de frapper leur imagination, et, dans ce but, en même temps qu'on insiste sur l'ensemble des moyens hygiéniques qui constituent le véritable traitement, de montrer à leurs yeux, comme moyen certain de guérison, quelque remède dont la *nouveauté*, la *singularité* ou simplement le *nom*, doive les frapper, fût-il dénué de toute propriété énergique, qu'il appartienne à l'hygiène ou à la matière médicale. Il n'est même pas inutile que son emploi présente quelque difficulté, telle que l'espace à franchir ou le temps à attendre pour se le procurer, etc.

Ainsi vers la fin de l'hiver, le *lait* qui sera le produit des herbes nouvelles, et dont il est facile d'exalter les qualités; les *sucs d'herbes chicoracées* ou autres, à l'époque où elles auront acquis toutes leurs vertus; les *fruits rouges* du printemps ou les *raisins d'automne*, pris en quantité déterminée, cueillis par les malades eux-mêmes, couverts de la rosée du matin, deviennent, aux yeux de quelques-uns, un remède puissant. Le temps qui doit s'écouler entre le moment où ces moyens leur sont conseillés et celui où ils pourront en faire usage augmente de beaucoup le prix qu'ils y attachent et n'est pas temps perdu, surtout lorsque, parmi leurs connaissances, ces malades en trouvent quelques-unes qui en ont éprouvé elles-mêmes de bons effets, ou qui ont entendu parler de guérisons obtenues de cette façon, et dont elles exaltent les merveilles. Du reste, ces sortes de cures, celle des raisins en particulier, si célèbre et si usitée au delà du Rhin; la cure des fruits rouges et du lait vernal, des sucs d'herbes printanières, ne sont pas sans effet sur les organes digestifs, surtout quand elles sont secondées, appuyées par l'observance simultanée de ces grandes règles hygiéniques que nous avons signalées. Mais il faut reconnaître aussi que, dans la forme hypocondriaque de la dyspepsie, elles constituent surtout un moyen puissant d'agir sur le moral abattu de certains sujets, de relever leur espérance, et de rendre au système nerveux, à l'appareil digestif, à l'organisme tout entier, une énergie qu'ils avaient perdue depuis longtemps. Ce même ordre de moyens n'est pas, non plus, sans utilité dans la simple dyspepsie, soit à raison de l'influence morale qu'il exerce, soit par l'action physique des eaux sur l'estomac.

A. Des eaux minérales dans le traitement des dyspepsies rebelles.

Dans la cure des dyspepsies rebelles, il est un autre ordre de moyens qui nous inspire une certaine confiance : nous voulons parler des *eaux minérales*, sans les présenter comme un remède certain contre une maladie qui n'en reconnaît pas. Elles ont ici une double action : celle d'abord que plusieurs d'entre elles déterminent à un degré quelconque et incontesté sur les voies digestives; celle ensuite qu'elles exercent sur tout l'organisme, par leur composition et leur abondance, par les sécrétions diverses qu'elles provoquent et par un changement complet de toutes les habitudes de la vie, et c'est sur ce dernier point que j'insisterai particulièrement. Tout se trouve renouvelé autour du dyspeptique transporté à des sources minérales : il respire un air différent, il est soustrait à la sollicitude exagérée de sa famille et de ses amis; les personnes qu'il rencontre ne sont pas disposées à entendre chaque jour de sa bouche les mêmes doléances; force est donc pour lui de parler d'autre chose, de penser à autre chose qu'à ses maux. De là, un cercle d'idées *autre* et *meilleur*. Les substances alimentaires ont partout leurs différences, et surtout dans des lieux très-éloignés les uns des autres. La chair des animaux, le gibier, le poisson, les fruits, les légumes, le vin, l'eau commune elle-même, celle qu'on prend au repas avec le vin, tout cela est différent à un degré quelconque, et ces différences sont très-sensibles pour les gens dont le palais est délicat. Mais c'est surtout la vie plus active qu'il mène aux eaux, la nécessité de se lever de bonne heure, de faire des promenades régulières, à pied, en voiture; de chercher, hors de son gîte d'emprunt, des distractions qu'il n'y trouve pas; de porter ses pensées sur cette foule qui va, qui vient, qui s'agite, et avec laquelle il faut aussi aller et venir, faire des excursions fréquentes dans des lieux plus ou moins éloignés, vers les plus beaux sites des environs : tout cela constitue un ensemble de conditions nouvelles dont la puissance est grande chez les dyspeptiques, comme chez les hypocondriaques, et qui entre pour une bonne part dans les bons effets qu'ils retirent des eaux minérales.

Considérées en elles-mêmes, je dois le répéter, ces eaux ne doivent pas être regardées, comme un simple but de voyage, et une occasion de mouvement et de distractions. Elles ont certainement une action, qui peut être bonne ou mauvaise, selon leur nature à elles-mêmes, et selon celle des maladies pour lesquelles on les conseille. On sait combien de gens désœuvrés se sont trouvés fort mal de l'usage de ces eaux, qu'ils prenaient par distraction, ou pour faire comme les personnes qui en avaient un besoin réel.

En règle générale, dans les dyspepsies, il est préférable de choisir parmi les eaux celles qui sont prises en bains, en douches, principalement ou mieux exclusivement, qui, par conséquent, n'imposent pas un nouveau travail aux organes digestifs déjà fort empêchés dans le travail nécessaire de la digestion. On s'abstient de celles qui sont prises surtout en boissons, sauf indications particulières. Rarement en effet, dans la dyspepsie, l'estomac peut recevoir et digérer, sans fatigue, une grande quantité d'eau, comme celle que l'usage a consacrée, à Ems, à Vichy, et dans la plupart des eaux en réputation. Je conseille plus volontiers Plombières, où il est d'usage de borner la cure aux bains et aux douches, sans y joindre l'emploi des eaux en boissons. L'air vif des Vosges, les promenades élevées qui circonscrivent de presque tous côtés la gorge où sont les sources, la magnificence des sites qui les entourent à quelques lieues de distance, concourent avec les qualités des eaux thermales aux excellents résultats que la plupart des dyspeptiques en obtiennent. La proximité de Bussang leur permet de prendre avec le vin, à leurs repas, cette dernière eau, qui ne fait pas partie nécessaire de la cure, mais qui est particulièrement indiquée, lorsqu'après une ou deux semaines de séjour à Plombières, les digestions restent encore laborieuses. Les bains de Plombières sont également utiles dans la dyspepsie gastrique ou intestinale, c'est surtout dans celle-ci (forme diarrhéïque), que leur usage en boissons a paru contraire. Chez un certain nombre de malades, et en particulier chez un des plus grands ministres de la monarchie de Juillet, elles ont donné lieu, deux années de suite, à une inflammation dysentérique.

Après les eaux de Plombières, je placerais les eaux d'Ems en Allemagne; mais je recommande aux dyspeptiques d'en faire usage surtout en bains; de n'en user en boissons qu'en manière d'essai et avec une extrême réserve, et de résister aux prescriptions de purgatifs, trop souvent associés à l'usage de ces eaux.

La plupart des sources minérales, celles surtout qui sont situées dans les montagnes, ont été préconisées contre la langueur des digestions; l'air vif que les malades y respirent, a nécessairement sa part dans l'amélioration qu'elles apportent presque constamment aux symptômes de la dyspepsie.

B. Des modifications que réclame le traitement, dans les cas de diathèse rhumatismale ou herpétique.

Lorsque les antécédents des dyspeptiques révèlent en eux l'existence d'une diathèse herpétique ou rhumatismale, il y a lieu dans le choix des eaux minérales, de donner la préférence, dans le premier cas, à des eaux sulfureuses, comme celles d'Aix en Savoie, de Stakelberg en Suisse, d'Aix-la-Chapelle, etc.

Je ne placerais que sur le second rang les eaux également sulfureuses des Pyrénées, plus spécialement réservées pour les affections thoraciques et laryngées; à raison surtout de la fréquence des troubles intestinaux qui surviennent chez les personnes, même bien portantes, qui vont à ces eaux par distraction.

Dans le cas où la dyspepsie surviendrait chez un sujet rhumatisant ou goutteux, je donnerais la préférence aux eaux du mont d'Or, de Néris ou Bourbon-l'Archambault. Dans le cas de complication chlorotique chez les femmes, il convient de diriger les malades vers Spa, Schwalbach, Wiesbaden ou Soden (duché de Nassau), ou encore vers Soultzbad, en France. Les eaux de Vichy, de Carlsbaden, sont plus particulièrement indiquées soit contre la dyspepsie acide, dont le traitement fera le sujet d'un article particulier, soit dans le cas de coïncidence d'affection du foie.

Les eaux minérales ne sont pas un moyen de traitement qui puisse être recommandé à tous. Bien qu'à raison de la facilité actuelle des transports, et d'une certaine aisance répandue dans beaucoup de classes de la société, on ne puisse plus les regarder comme un moyen réservé à l'aristocratie et aux grandes fortunes financières; cependant habituellement ce n'est pas un moyen que le médecin puisse conseiller aux pauvres. Or, il faut bien aussi penser à eux, dans un livre consacré au traitement d'un genre de maladies beaucoup moins communes chez eux, à raison surtout de leur vie active, que dans les classes aisées de la société, mais dont ils ne sont pas exempts.

Les eaux minérales ne leur sont pas toutefois absolument fermées. Dans la plupart des sources, il existe des établissements charitables où les pauvres sont admis gratis, ceux de la ville et des environs en particulier, et où ils viennent en grand nombre chercher leur guérison. Mais le plus souvent c'est pour des maux d'une tout autre nature que ceux qui font le sujet de cet écrit. Pour ceux qui sont atteints de troubles digestifs, qu'ils ont contractés dans les villes, sous l'influence d'une profession sédentaire, pour ceux-là, dis-je, quand les moyens ordinaires ont échoué, je regarde le *retour au pays natal* comme le remède le plus efficace contre un mal auquel une certaine tristesse, une sorte de nostalgie vient presque toujours s'ajouter. Un séjour de quelques mois dans la famille, au milieu des souvenirs et des émotions qu'éveille la vue des lieux où l'homme a passé son enfance, l'intérêt qu'il trouve à tout ce qu'il voit, dans son village, dans les lieux voisins, la sympathie dont il est entouré, tout cela exerce sur l'organisme une influence assez puissante pour remonter le moral et rendre leur énergie aux organes de la digestion.

§ 4. — Traitement de la dyspepsie due à la faiblesse congénitale ou acquise des organes digestifs.

Parmi les sujets que la faiblesse primordiale des organes digestifs oblige à se soumettre à un régime excessivement sévère, quelques-uns devront indéfiniment persévérer dans cette vie exceptionnelle qui est gênante pour tous, et plus pénible encore à ceux qui aiment les plaisirs de la table. Lorsqu'au contraire la faiblesse des organes digestifs est la conséquence d'écarts de régime même multipliés, de l'abus des remèdes irritants et purgatifs, et qu'elle ne s'est développée qu'à une époque plus ou moins avancée de la vie, le rétablissement est le plus souvent possible, surtout quand la maladie n'a eu qu'une durée limitée, quelques années au plus par exemple; mais cela, à la condition d'une soumission entière et prolongée aux règles de l'hygiène. Toutefois dans ces cas même de débilité *acquise* des organes digestifs, il arrive quelquefois que le rétablissement n'est pas parfait et que ceux même qui reprennent l'apparence d'une santé florissante, sont quelquefois dans l'absolue nécessité de suivre indéfiniment une diète aussi sévère que celle qu'on impose aux personnes actuellement malades. Le célèbre *Cornaro* en a présenté un exemple remarquable.

Relation de la maladie de Cornaro.

Après avoir mené jusqu'à trente-cinq ou quarante ans une vie fort intempérante, il expia ses écarts journaliers de régime par un état presque constant de souffrances, dont les voies digestives étaient manifestement le point de départ : douleurs d'estomac, soif insupportable, fièvre lente, insomnies, humeur chagrine, irritabilité. Après avoir essayé, sans succès aucun, de toutes les ressources de la pharmacie, il resta convaincu de l'insuffisance des médicaments, contre un état de souffrances et d'épuisement qui ne lui laissait presque aucun espoir de guérison. Cornaro voulut avoir un dernier avis des médecins : ceux-ci lui déclarèrent, avec beaucoup de sagesse, à mon sens, que son mal, qui avait résisté à tous les remèdes, pouvait encore céder au régime ; que le régime était sa seule *ancre* de salut. Il se résigna, non sans regret, ni sans effort, à suivre ce conseil.

Il se fit, en conséquence, une règle de ne prendre chaque jour que douze onces d'aliments solides, et quatorze onces de vin, partagées entre quatre repas, composés chacun de trois onces d'aliments et de trois onces et demie de vin nouveau, le vin vieux lui étant contraire. Ses aliments consistaient en pain, en soupes, en jaunes d'œufs, auxquels il ajoutait quelquefois un peu de viande. Une seule fois, il essaya, sur les instances de ses amis, d'augmenter d'un sixième la quantité de ses aliments; il en fut immédiatement incommodé, et forcé de redescendre à son chiffre premier. Encore, à mesure qu'il avança dans la vie, diminua-t-il quelque chose de ce faible menu.

Pour beaucoup de gens, renoncer à manger selon leur goût et selon leur appétit, c'est se condamner à des privations intolérables, et une guérison achetée à pareil prix serait chose pire que le mal lui-même. Cornaro, qui a passé par ces deux épreuves, était loin de partager cette opinion. Le temps où il satisfaisait son appétit, aux dépens de sa santé, était pour lui un temps de misère, bien qu'il fût jeune encore. Le temps, au contraire, où, par une extrême sévérité de régime, il parvint à rétablir et à conserver sa santé, devint et resta la période la plus heureuse d'une vie qu'il a prolongée au delà de cent ans. Il n'est pas sans intérêt de l'entendre lui-même célébrer cette verte vieillesse, cette parfaite santé, chose d'un prix inestimable quand il la compare aux faibles sacrifices qu'elle lui imposait (1).

« Tous ceux qui me connaissent, dit-il, certifieront que la vie que je mène n'est pas une vie morte et languissante, mais une vie aussi heureuse qu'on puisse la souhaiter en ce monde.

« Ils diront que ma vigueur est encore assez

(1) *Conseils et exemples faciles pour vivre longtemps*, par Louis Cornaro, noble vénitien. Paris, 1772.

grande, à quatre-vingt-trois ans, pour monter seul à cheval, *sans avantage* (1); que non-seulement je descends hardiment un escalier, mais encore une montagne tout entière de mon pied; que je suis toujours gai, toujours content, toujours de belle humeur; que rien ne m'empêche de passer agréablement le temps et de goûter tous les plaisirs d'une société honnête. Je me promène dans mes jardins, le long de mes canaux et de mes espaliers, où je trouve toujours quelque petite chose à faire qui m'occupe et me divertit. Je prends quelquefois le divertissement de la chasse, mais d'une chasse qui convient à mon âge, comme celle du chien couchant et du basset.

« Je vais quelquefois rendre visite à mes amis dans les villes voisines. Je visite les édifices publics, les palais, les jardins, les antiquités, les places, les églises, les fortifications, n'oubliant aucun endroit où je puisse contenter ma curiosité ou acquérir quelque nouvelle connaissance.

« Enfin, les plaisirs que je prends ne sont pas imparfaits par la faiblesse des organes. Je vois et j'entends aussi bien que j'aie jamais fait; tous mes sens sont aussi libres et aussi complets qu'ils aient jamais été, particulièrement le goût, que j'ai meilleur, avec le peu que je mange à présent, que je ne

(1) Avantage se dit d'une saillie du sol, d'une pierre ou de quelque autre objet qui élève le cavalier et lui permet de monter plus facilement sur son cheval.

l'avais lorsque j'étais esclave des voluptés de la table. — J'ai conservé toutes mes dents.

« Le changement de lit ne m'empêche pas de dormir ; je dors partout tranquillement, et, si je rêve, je ne fais que des songes agréables.

« S'il m'est permis de citer des bagatelles en traitant un sujet comme celui-ci, je dirai qu'à l'âge de quatre-vingt-trois ans, la *vie sobre* m'a conservé assez de liberté d'esprit et assez de gaieté pour composer une comédie qui, sans choquer les bonnes mœurs, est fort divertissante.

« Pour comble de bonheur, j'ai onze petits-enfants. Je m'amuse à badiner avec les cadets, les enfants de trois à cinq ans étant ordinairement de petits bouffons assez divertissants. Ceux qui sont plus âgés me tiennent meilleure compagnie ; je les fais souvent chanter et jouer des instruments ; je me mêle quelquefois dans leurs concerts, et j'ose dire que je chante et que je soutiens ma voix mieux que je n'ai jamais fait. Ma mémoire et mon cœur sont à présent ce qu'ils étaient dans les plus belles années de mon adolescence, et mon jugement n'a rien perdu de sa netteté ni de sa force. Je suis persuadé que cela vient de la diminution que je fais des aliments à mesure que je vieillis.

« ..... Je suis né fort bilieux, et par conséquent fort prompt ; je m'emportais, je brusquais tout le monde ; j'étais si insupportable, que beaucoup d'honnêtes gens évitaient de me fréquenter. — Par le secours de la vie sobre, je suis devenu si modéré qu'on ne s'aperçoit plus de ma disposition première.

« Cela s'appelle-t-il une vieillesse incommode et caduque? Je ne changerais pas d'âge et de vie contre la plus florissante jeunesse, qui ne refuse rien à ses sens, étant sûr qu'elle est sujette à une infinité de maux. »

L'exemple de Cornaro a cela d'encourageant qu'avec une très-petite quantité d'aliments il a pu non-seulement vivre, mais vivre agréablement et longtemps. Toutefois, il faut reconnaître qu'il est peu de cas où un régime aussi sévère soit indispensable pour rétablir un estomac débilité, si ce n'est pour un temps limité et pendant la période intense du mal. Au delà de ces conditions, une diète aussi rigoureuse n'est pas nécessaire; je dirai même qu'elle pourrait être nuisible. Elle entraînerait tous les inconvénients qui résultent d'une alimentation insuffisante. Cornaro constitue une exception, et non pas une règle. J'ajouterai même qu'il est douteux pour moi que ce régime auquel il s'était réduit fût absolument nécessaire et dût être aussi prolongé, et que l'essai infructueux qu'il fit une fois d'augmenter ses aliments n'eût pu et dû être recommencé avec chances d'un meilleur résultat, surtout dans les premiers temps qui suivirent son rétablissement.

Plus tard, l'habitude était prise; le résultat de cette diète était si complétement satisfaisant, les forces et le bien-être étaient si complets, qu'il y avait peut-être sagesse à ne pas chercher un mieux incertain.

Dans le cas où la dyspepsie reconnaît pour cause la faiblesse primordiale ou acquise des organes digestifs, la maladie offre plus de résistance, exige un traitement plus long, un concours plus complet de tous les moyens hygiéniques, un régime plus sévère et une progression plus lente dans l'augmentation graduelle des aliments. Aussi, dans cette forme de dyspepsie, est-il souvent nécessaire de joindre au régime l'usage de quelques remèdes dits stomachiques, et particulièrement d'infusions ou d'extraits amers pris, quelques minutes avant le repas, comme ceux de petite centaurée, de quinquina, d'angélique ou de genièvre; d'associer à quelque eau gazeuse ou légèrement alcaline, comme celles de Bussang, de Pougues, de Soultzmath, un peu de vin vieux; de faire prendre même, au milieu des repas, pour que son mélange avec les aliments en adoucisse l'action sur l'estomac, un peu de vin pur, tel que bordeaux, bourgogne ou même muscat.

§ 5. — Traitement de la dyspepsie par irritabilité des organes digestifs.

L'extrême *irritabilité des organes digestifs* peut, comme leur débilité, devenir une véritable cause de dyspepsie. Il n'est pas rare même que ces deux dispositions morbides se présentent réunies chez un même sujet, et concourent chacune à leur manière à troubler les digestions.

Cette irritabilité de l'estomac se révèle principalement par l'impression vive qui suit l'ingestion des aliments et des boissons, et cesse généralement assez promptement. Elle se confond presque avec la dyspepsie gastralgique ; elle en diffère comme la sensibilité diffère de la douleur ; elle en diffère encore parce qu'il n'y a pas de crises aiguës, survenant quelquefois en dehors des repas, comme dans la gastralgie.

Elle réclame un choix d'aliments très-doux, une diminution dans leur quantité, et dans quelques cas l'usage d'un léger calmant avant leur ingestion, tel que la décoction de tête de pavot, une petite dose de codéine ou d'opium, le sous-nitrate de bismuth, etc.

ARTICLE III.

§ 1.— **Du traitement des dyspepsies de formes spéciales.**

DU TRAITEMENT DE LA DYSPEPSIE FLATULENTE.

La dyspepsie flatulente, comme nous l'avons vu, se montre particulièrement chez les personnes très-sédentaires, chez celles qui usent d'aliments grossiers, en quantité trop grande, chez celles enfin dont le ventre est comprimé dans des vêtements trop étroits, qui gênent la progression des matières alimentaires et des gaz dans le canal digestif. Cette dernière cause agit particulièrement sur les femmes, à raison de l'action des corsets, qui font, au préjudice de leur santé, partie presque essentielle de leurs vêtements. Il n'est pas rare non plus d'observer quelque chose d'analogue chez les hommes qui, soit par une ceinture, comme la portent les militaires et comme on la fait porter aux élèves des colléges, soit même par la pression des pantalons, par celle des gilets ou de l'habit, ont le ventre habituellement comprimé. Un certain nombre d'individus éprouvent, sous l'influence de cette compression de l'abdomen, des douleurs sourdes, des borborygmes, l'appréhension de quelque désordre intestinal qui va survenir. Ces symptômes disparaissent aussitôt qu'ils font cesser la compression accidentelle du ventre, qui en était la cause. Quand cette compression est habituelle, les effets qu'elle produit sont communément permanents.

En conséquence, lorsqu'un médecin est consulté par un malade atteint de cette espèce de dyspepsie, il doit, avant tout, s'informer du genre de vie qu'il mène, sous le rapport de l'exercice en particulier; s'assurer par lui-même si le ventre n'est dans aucun point comprimé par les vêtements dont il est entouré. Je dis que le médecin doit s'assurer par lui-même que le ventre n'est pas comprimé par les corsets et les vêtements, surtout chez les femmes. Les questionner à ce sujet est chose insignifiante : aucune femme ne se serre. On n'en rencontre pas une sur mille qui avoue cette compression, car elles tiennent à leur corset plus qu'à leur santé. Si l'on passe la main sous ce corset, elles retirent habilement les parois abdominales en arrière, elles font *petit ventre*, selon l'expression commune, et on pourrait croire, en effet, qu'il existe un large espace entre la région épigrastique et le malheureux corset. Mais, en y laissant la main quelques minutes et en engageant la patiente à faire plusieurs grandes inspirations, on est bientôt éclairé sur cette espèce de *gymnastique* frauduleuse. Il va sans dire que rien ne sera négligé de ce qui tient aux autres causes, aux aliments surtout, qui peuvent rendre les digestions laborieuses. En effet, c'est à éloigner toutes les causes du mal qu'il faut s'attacher, dans le traitement de cette forme de dyspepsie, comme de toutes autres.

A. Des moyens de soutien dans le relâchement des parois abdominales.

On peut se demander si le simple *relâchement des parois abdominales* chez les sujets qui, après avoir eu un grand embonpoint, sont arrivés à une maigreur considérable, ne serait pas une cause propre à diminuer l'action intestinale dans la progression des matières alimentaires et des gaz, et à favoriser l'accumulation de ces derniers. Je dois dire que je n'ai rien constaté dans ces conditions qui confirmât pleinement ces inductions, surtout chez les sujets dont le relâchement porte sur la peau et le tissu cellulaire, tandis que les muscles qui forment la seconde paroi du ventre conservent une fermeté qui contraste avec la mollesse de la paroi la plus superficielle, et que, dès lors, les intestins ne sont pas privés, comme on pourrait le croire, de leur soutien naturel. Du reste, une ceinture élastique qui enveloppe la totalité du ventre, en soutenant les parois sans y exercer une compression nuisible, procure une sorte de bien-être à ces personnes, facilite la marche et aide à la circulation du sang dans les veines superficielles, sujettes dans ces conditions à devenir variqueuses, et peut n'être pas sans quelque avantage pour diminuer la stagnation des gaz dans le canal digestif.

B. De l'exercice dans le traitement de la dyspepsie flatulente.

La nécessité de l'*exercice* chez tous les sujets qui digèrent mal est plus impérieuse encore et doit être plus sévèrement imposée dans la dyspepsie flatulente. Il importe aussi de savoir précisément, par des essais de quelques jours au moins, si les aliments végétaux augmentent les vents, si les substances animales les diminuent, si le pain, aliment essentiellement fermentescible, n'aggrave pas le mal; si une quantité modérée de vins généreux ou de liqueurs alcooliques aromatisées, telles que l'anisette ou le curaçao, ou le café à l'eau, ne modèrent pas la sécrétion et n'aident pas à l'expulsion des gaz, en imprimant aux organes digestifs une stimulation favorable.

C'est dans le même but qu'on recommande aux sujets atteints de dyspepsie flatulente de prendre, hors des repas, soit les infusions, soit les extraits de plantes aromatiques, telles que le fenouil, les diverses sauges, la menthe, l'anis, l'angélique, auxquels on a donné le nom de *carminatifs*, ou plus vulgairement d'*anti-venteux*, à raison de la propriété fort contestable dont ils seraient doués. Pour les estomacs auxquels le vin ne convient pas, ces infusions aromatiques doivent être prises avec le vin, aux repas.

Les eaux gazeuses naturelles et artificielles, qui ont une utilité notable dans plusieurs formes de dyspepsie, semblent tout à fait contre-indiquées dans celle qui nous occupe, à raison même des gaz qu'elles ajouteraient à ceux déjà contenus dans l'estomac.

C. Des moyens dits absorbants.

On a aussi employé des moyens dits *absorbants*, à raison de la propriété qu'ils ont d'absorber ces gaz, lorsqu'on les met ensemble dans un récipient. La magnésie décarbonatée, les poudres de chaux et de magnésie et les diverses substances qui les contiennent, comme la poudre d'yeux d'écrevisse, ont été préconisés dans ce but. Plus récemment, la poudre de charbon végétal, selon la préparation de M. Belloc, a été célébrée comme jouissant à un plus haut degré encore de la même vertu. Je ne conteste pas la propriété absorbante de ces diverses poudres, placées avec certains gaz dans un récipient inerte; mais je dois à la vérité de dire que dans les récipients vivants, tels que l'estomac et les intestins, l'effet absorbant, plus difficile à constater sans doute, ne m'a paru ni constant, ni bien manifeste; que chez le plus grand nombre des sujets l'ingestion de la magnésie et du charbon n'a été suivie d'aucun changement appréciable dans le volume et la sonorité du ventre, et que dès lors on a droit de se demander quelle part ont eue ces poudres dans la diminution des gaz observée, par exception, chez quelques individus. Il n'est pas d'ailleurs sans quelque importance, dans l'examen de cette question, de rappeler combien est sujette à varier, chez les sujets atteints de dyspepsie flatulente, la quantité des gaz contenus dans l'appareil digestif, dans les cas même où aucun remède n'est employé, où aucune circonstance appréciable ne peut expliquer ces changements.

D. De la glace, des boissons et des aliments froids dans le traitement de la dyspepsie flatulente.

L'emploi des *boissons glacées*, et surtout l'emploi de la *glace concassée* ou mieux *râpée*, ou préparée soit en sorbets, soit en fromage glacé, a été recommandée ; et, pour ce qui me concerne, j'en ai généralement observé de meilleurs effets que de la plupart des autres *remèdes*, réservant toujours la première place, dans les dyspepsies de tout genre, dans celle-ci en particulier, au *régime* et à l'exercice, généralement plus efficaces que tous les remèdes. La glace me paraît agir ici principalement comme tonique, comme *stomachique*, selon l'expression vulgaire. Nous avons déjà, dans l'article consacré au traitement de la dyspepsie en général, signalé, pour un certain nombre de personnes, les bons effets obtenus de l'emploi des boissons glacées aux repas et du régime froid en général. Ils nous paraissent plus particulièrement applicables encore dans la dyspepsie flatulente. Sans faire un précepte de leur usage dans cette forme de dyspepsie, nous engageons du moins à en essayer, à n'y renoncer que dans le cas où leur effet serait nul ou nuisible.

Indépendamment de l'action tonique des aliments froids et surtout de la glace, on ne peut méconnaître qu'ils n'aient encore une action *condensatrice*, particulièrement sur les gaz renfermés dans la première partie du canal digestif. Mais je me hâte d'ajouter que cette action est fort limitée, qu'elle cesse, de toute nécessité, à mesure que la température des substances froides introduites dans l'estomac, s'équilibre avec celle des substances qui y existaient auparavant. Toutefois, même en tenant compte de toutes ces conditions, lorsqu'un repas se fait en totalité avec des substances glacées ou très-froides, l'estomac ne contenant guère, avant l'ingestion des aliments, que des gaz, ceux-ci subissent nécessairement par l'ingestion successive de ces substances froides, pendant toute la durée du repas, une condensation qui diminue d'autant le volume des gaz et la distension qui en est l'effet.

E. Des boissons et des aliments très-chauds dans le traitement des dyspepsies flatulentes.

On trouvera sans doute fort extraordinaire qu'après avoir signalé la glace et les aliments glacés, comme ayant une action favorable dans la dyspepsie flatulente, nous proposions, dans le traitement de la même maladie un moyen tout opposé, c'est-à-dire l'emploi des *boissons* et des *aliments très-chauds*. Il y aurait assurément là quelque chose de complétement illogique, si la dyspepsie se montrait constamment sous la même forme, chez des sujets de constitutions semblables et dans des organes digestifs identiques, et recevant tous d'un même remède et d'un même régime une influence pareille. Mais une telle supposition porte son infirmation avec elle, et le médecin qui réglerait sur elle sa conduite manquerait aux règles du bon sens, guide bien autrement sûr que la logique aventureuse des théories.

En conséquence, dans les cas où la dyspepsie flatulente s'accommoderait mieux des aliments très-chauds, et les malades qui prennent chaque matin un potage, une tasse de café, de chocolat ou de thé, sont à même d'en apprécier les effets, on devrait adopter la même température pour les autres aliments. Les boissons elles-mêmes doivent alors être prises très-chaudes. L'eau pure serait nauséeuse; on la remplace par quelque infusion aromatique, celle de camomille, de fleurs ou de feuilles d'oranger, par exemple, pure ou coupée avec une certaine proportion de vin et légèrement sucrée au besoin. Il convient d'observer exactement les effets de ces modifications de régime sur les digestions et sur les flatuosités, et l'on conclut, d'après les résultats, s'il y a lieu de continuer ou de suspendre l'usage des boissons chaudes, qui ne conviennent, que par exception, dans cette forme de maladie.

De semblables expérimentations ne devraient pas être faites dans toutes les dyspepsies indistinctement. Mais dans la forme flatulente, qui est à la fois l'une des moins graves et l'une de celles qui réclament le plus de diversité dans l'emploi du régime et des remèdes, ces essais ne sont pas seulement permis, ils sont même quelquefois nécessaires, pour arriver à connaître ce qui doit être *fait* ou *évité*.

Quand la dyspepsie flatulente occupe principalement les *intestins*, on joint aux remèdes recommandés dans la forme stomacale, l'emploi de lavements préparés avec les mêmes infusions aromatiques, précédemment indiquées. On y joint par intervalles quelques purgatifs résineux. Dans les cas où l'émission des gaz par l'anus offre de grandes difficultés, on a quelquefois procuré un notable soulagement en introduisant dans le rectum une grosse sonde œsophagienne, qu'on y laisse un certain temps, un quart d'heure, une heure même, en recommandant au patient de varier ses attitudes sur les côtés, sur le ventre même, et de revenir à celle qui paraît la plus favorable à cette émission. Ce moyen, lorsqu'il réussit, doit être employé plusieurs fois le jour, aussi souvent que la distension du ventre le rend nécessaire.

Il faut d'ailleurs ne pas se faire illusion sur son efficacité; soit que les ouvertures de la sonde aillent se heurter contre les parois de l'intestin, soit qu'elle n'atteigne pas le point où les gaz sont amassés, soit par tout autre motif, il manque le plus souvent son but.

Un moyen plus simple, qui n'est pas sans quelque utilité, consiste dans l'emploi de frictions prolongées sur le ventre, soit avec la main seule, soit avec l'huile de camomille simple ou camphrée. L'application de compresses très-froides sur le ventre, de glace même, renfermée dans une vessie, et surtout des lavements d'eau refroidie à un degré déterminé, tel que 20, 16, 12 degrés Réaumur, apporte souvent un soulagement notable dans les cas de distension des gros intestins par des gaz, dans le cas bien entendu de dyspepsie flatulente essentielle, exempte de toute complication phlegmasique ou organique. Dans les cas où les aliments froids seraient contraires, et les aliments chauds favorables, le ventre devrait être couvert de linges très-chauds, secs ou imbibés d'une des infusions aromatiques indiquées. Nous rappellerons enfin que la distension des intestins par des gaz, surtout quand elle est habituelle et considérable, doit faire soupçonner quelque empêchement matériel à leur progression, et dès lors conduire le médecin à revenir de temps à autre aux divers modes d'exploration qui peuvent l'éclairer sur ce point, et particulièrement au toucher rectal et à la palpation attentive de l'abdomen.

ARTICLE IV.

DU TRAITEMENT DE LA DYSPEPSIE GASTRALGIQUE ET ENTÉRALGIQUE.

Nous ne reviendrons pas ici sur les symptômes et les signes diagnostiques de la dyspepsie gastralgique et entéralgique. Nous nous bornerons à parler des moyens particuliers de traitement qu'elle réclame.

Ces moyens ont surtout pour but, soit de prévenir les douleurs violentes qui suivent l'ingestion des aliments, soit de les combattre, lorsque les moyens propres à les prévenir n'ont pas été mis en usage ou qu'ils ont été insuffisants.

Les douleurs plus aiguës qui caractérisent l'espèce de dyspepsie qui nous occupe tiennent encore à des troubles de la digestion, dont il convient, comme toujours, de combattre les causes. Ici, comme partout, nécessité de parvenir à les découvrir, et dans ce but d'apporter à cette recherche, s'il est possible, un soin plus particulier encore, d'éloigner toutes celles qu'a signalées l'examen attentif des antécédents du malade et des conditions actuelles que présente son mal. Si l'éloignement complet, et suffisamment prolongé, des causes présumées ne suffit pas au rétablissement de la santé, on est conduit à admettre, dans les organes digestifs, une condition particulière des nerfs, qui se révèle par un excès d'irritabilité exacerbante, contre laquelle on doit chercher dans la matière médicale quelque auxiliaire au régime. Mais hâtons-nous d'ajouter que, dans cette forme de dyspepsie comme dans les autres, le régime doit être continué; car si, dans quelques cas, il est insuffisant, dans aucun la guérison n'aurait lieu sans son concours.

En conséquence, en même temps qu'on réglera strictement le régime d'après les bases établies dans l'article consacré aux dyspepsies graves (page 242), on aura recours aux moyens suivants, employés soit avant le repas, pour prévenir les douleurs, ce qui est de beaucoup préférable; soit au moment même des *crises*, quand, leurs retours n'étant pas fixes, rien ne fait connaître le moment où un remède préventif pourrait être opportunément administré.

§ 1er. — Dyspepsie gastralgique.

Dans les cas où les malades atteints de dyspepsie gastralgique sont pris, soit immédiatement après l'ingestion des aliments, soit quelques heures après, de ces douleurs aiguës qui ont été précédemment décrites (pages 87 et 148), il convient de leur donner une demi-heure, une heure avant l'ingestion de la petite quantité d'aliments permise, une substance calmante qui modère, endorme, en quelque sorte, l'extrême sensibilité de l'estomac et prévienne l'impression douloureuse que ressent ce viscère, soit par le contact de ces aliments, soit, ce qui est plus ordinaire, par le travail que ces aliments provoquent. Quelques praticiens font prendre ces calmants avec les aliments eux-mêmes; mais il m'a paru plus rationnel et plus efficace de les donner avant les repas, surtout quand les douleurs suivent immédiatement l'ingestion des aliments, quelquefois même celle des premières cuillerées de potage. Quant au choix du remède, quelques médecins ont employé dans ces cas les antispasmodiques, tels que la valériane, le castoréum, le sous-nitrate de bismuth, etc. Je donne la préférence aux narcotiques. C'est à l'opium ou à quelqu'une de ses préparations que j'ai directement recours. J'ai grande foi dans la puissance bonne ou mauvaise des narcotiques, et surtout de l'opium; j'en ai peu dans la vertu *antispasmodique* de la plupart des remèdes qu'on a décorés de ce titre.

L'opium est pour moi le *roi* des narcotiques, et ce n'est que par exception, et à raison de quelque disposition idiosyncrasique, que j'emploie quelque autre remède de la même classe. Les pilules d'extrait thébaïque conviennent au plus grand nombre; celles de codéine, aux malades chez qui l'opium, même à petites doses, provoque des maux de tête ou du narcotisme. Celles de morphine agissent plus fortement, et leur dose doit être moins élevée: elles m'ont paru entraver davantage l'action digestive de l'estomac et donner lieu plus souvent à des vomissements. Je réserve l'extrait de belladone, sa poudre et l'extrait de jusquiame pour *quelques affections particulières* et pour les malades qui ne supportent pas l'opium et ses préparations; et ces cas, je dois le dire, constituent des exceptions peu nombreuses. Ces médicaments sont administrés autant de fois que le malade fait de petits repas, deux à quatre fois le jour en général, et à doses telles que, dans le principe, la quantité totale ne dépasse pas deux à cinq centigrammes d'extrait thébaïque en vingt-quatre heures. Mais il ne faut pas hésiter à élever, même rapidement, ces doses, lorsque la résistance et la violence des douleurs le demandent et que l'absence de tout inconvénient produit par les narcotiques le permet. Je n'ai pas craint, dans cette maladie, de prescrire graduellement jusqu'à quinze et trente centigrammes de ces remèdes, et plus encore, en vingt-quatre heures, et je dois ajouter que, dans les formes les plus intenses de la dyspepsie gastralgique, ce n'a été, chez quelques sujets, qu'en m'élevant à ces doses que j'ai vu le mal être enrayé, les crampes d'estomac perdre de leur acuité et de leur fréquence, et la maladie marcher vers une heureuse terminaison.

Dans les cas où l'extrême irritabilité de l'estomac a été précédée des signes d'une grande et réelle faiblesse et des circonstances qui devaient l'expliquer, on se trouve bien quelquefois, après avoir employé, pendant un certain nombre de jours, l'opium seul, de l'associer aux extraits amers, de quinquina ou de gentiane. Il faut alors apporter une attention spéciale à constater le double effet des amers et des narcotiques, savoir : que l'effet calmant n'est pas diminué, et que l'action digestive des amers se montre à un degré appréciable.

Dans les cas où la dyspepsie gastralgique est accompagnée de constipation, l'addition d'une petite dose de calomel ou de rhubarbe a paru indiquée à la fois pour favoriser les selles, et aussi pour combattre la tendance aux vomissements, qui n'est pas très-rare dans cette forme de dyspepsie.

§ 2. — Dyspepsie entéralgique.

Si les douleurs aiguës qui lui donnent sa forme particulière portent sur les *intestins* au lieu de porter sur l'estomac, elles apparaissent, en général, plus longtemps après l'ingestion des aliments. Il convient, en conséquence, d'administrer les narcotiques plus de temps avant le repas, deux à trois heures par exemple, pour avoir plus de chances qu'ils atteindront le point des intestins qui est le siége des douleurs, avant que les aliments y parviennent. Si les selles sont molles, il est généralement bon, dans la dyspepsie entéralgique, d'administrer les narcotiques simultanément par les voies inférieures et supérieures.

Lorsque ces grandes douleurs *stomacales* ou *intestinales* n'apparaissent qu'irrégulièrement, et que rien, dès lors, n'annonce leur prochaine apparition, il n'y a pas lieu et il y aurait même inconvénient à prescrire les narcotiques avant chaque repas. Je dois ajouter que ces grandes douleurs, qui donnent à la dyspépsie à de longs intervalles une apparence névralgique, se rattachent souvent, comme nous l'avons signalé, à quelques circonstances de régime que le médecin a dû chercher à connaître, dès le premier examen qu'il a fait du malade. Il *reviendra de nouveau* à ces investigations dans le cours de la maladie, chaque fois surtout qu'une aggravation notable dans les symptômes ou l'apparition d'un symptôme nouveau viendra les réclamer. Il devra avoir constamment présent à l'esprit combien ces recherches offrent de difficulté, à raison de la tendance des malades surtout, et quelquefois même des assistants, à oublier ou à dissimuler les infractions trop fréquentes apportées au régime, soit dans la qualité ou dans la quantité des aliments, soit aussi dans beaucoup d'autres points qui font partie essentielle du traitement. Si les causes de l'exacerbation sont découvertes, c'est surtout à les éloigner qu'il faut s'attacher; si on ne les découvre pas, il faut prescrire pour quelques jours une diète plus sévère, et ne pas perdre de vue qu'il y a une inconnue dans le problème et qu'on doit parvenir à la découvrir.

Au moment où les vives douleurs surviennent, il faut chercher à les modérer. On y parvient quelquefois par des applications répétées de linges très-chauds sur les parties souffrantes, par des cataplasmes également très-chauds, arrosés de laudanum, de chloroforme ou autres liqueurs calmantes, par des bains simples ou préparés avec des infusions narcotiques, quelquefois même par des sinapismes, qu'on enlève lorsqu'ils commencent à se faire sentir avec quelque vivacité : c'est par cette série de moyens qu'on doit *généralement* commencer. Dans le cas d'insuffisance, on a recours à l'usage de calmants *en lavement d'abord*, et, s'ils n'étaient pas conservés, *par la bouche*, surtout lorsque le temps qui s'est écoulé depuis le dernier repas permet de croire que la digestion stomacale est achevée. La circonscription des douleurs dans les régions intestinales confirmera dans la pensée que les aliments sont parvenus aux intestins, que l'estomac en est délivré, et qu'il peut sans inconvénient recevoir les calmants. Au reste, quand des douleurs excessives surviennent, même peu de temps après le repas, dans la dyspepsie gastralgique, l'indication de les calmer passera avant toute autre, et l'on ne devra pas hésiter à donner, en lavement ou par la bouche, une solution d'opium ou quelque autre calmant, à doses plus ou moins élevées et rapprochées, selon l'acuité et la persistance des douleurs, et aussi en raison des désordres plus ou moins grands qu'elles apporteraient dans la physionomie, dans les forces, dans l'état du pouls et de la chaleur.

Dans le cas enfin d'insuffisance des calmants, on devrait recourir aux exutoires sur l'épigastre, aux vésicatoires saupoudrés, au besoin, de quelque substance calmante, après l'enlèvement de l'épiderme. Mais l'effet doit toujours en être attentivement surveillé. L'irritation locale qu'ils produisent, loin de calmer les souffrances intérieures, détermine chez quelques sujets un effet contraire; et de là l'indication d'y renoncer.

Si la maladie se prolonge au delà de plusieurs semaines, de quelques mois surtout, les eaux minérales peuvent avoir des effets salutaires. Nous nous en référons, sur ce point, à ce qui a été dit précédemment sur l'opportunité et le choix de ces eaux : celles de Néris sont souvent très-utiles.

ARTICLE V.

DU TRAITEMENT DE LA DYSPEPSIE BOULIMIQUE.

La dyspepsie et la boulimie sont communément deux maladies opposées l'une à l'autre. Celui qui est atteint de dyspepsie mange peu et digère mal; celui qui est atteint de boulimie mange au delà de toute mesure, et n'en est pas ou presque pas incommodé.

On a vu, toutefois, dans l'observation que nous avons rapportée (dans la description de la dyspepsie boulimique), un cas de boulimie avec vomissements, par intervalles, des aliments pris peu avant, surtout lorsque le malade essayait d'appliquer son esprit à quelque travail sérieux, et même à une simple lecture, ou lorsqu'il se livrait à la marche au delà d'un temps d'ailleurs très-limité.

Quels moyens opposer à un mal semblable? Que prescrire à un malade qui est irrésistiblement entraîné à faire quinze repas par jour, et chez qui un retard d'un quart d'heure provoque des vomissements de glaires ou de bile? dont les muscles, dessinés comme ceux d'Hercule, sont incapables de soutenir la marche au delà d'une demi-heure? dont l'esprit ne peut supporter une application d'un quart d'heure, sans que le vomissement des aliments en soit la conséquence? Consultés ensemble par ce malade, nous fûmes d'avis, le docteur Gendrin et moi, de lui faire prendre, un quart d'heure avant le repas, un narcotique, dans le but de modérer la sensation du besoin et d'augmenter graduellement les intervalles des repas. — Dans la même intention, nous l'engageâmes à manger davantage chaque fois, afin de diminuer le nombre total des repas en vingt-quatre heures. Une dose plus forte d'opium, chaque soir, nous parut en outre un moyen de rendre le sommeil plus long et de réduire les repas nocturnes. Enfin, nous conseillâmes des promenades courtes, puisqu'il y avait impossibilité de les faire longues, mais répétées autant que possible ; et également pour le travail intellectuel, de le morceler, de manière à ce que chaque séance n'atteignît pas le quart d'heure, mais que leur répétition représentât chaque jour un plus long temps de travail. Enfin, nous cherchâmes à faire comprendre à ce jeune homme la nécessité de lutter contre un mal qui le réduisait à une nullité désespérante et humiliante; de faire des efforts graduels, mais incessants, pour rentrer dans les conditions ordinaires de la vie. L'aura-t-il fait? quel en aura été le succès ? Nous l'ignorons.

ARTICLE VI.

DU TRAITEMENT DE LA DYSPEPSIE ACIDE.

Cette espèce de dyspepsie fonrnit, dans son traitement, des indications très-rationnelles.

Ainsi que nous l'avons exposé précédemment, la salive, qui naturellement doit être alcaline, présente une acidité tout à fait morbide ; les matières vomies sont constamment acides, tandis que dans les autres maladies elles ne le sont qu'accidentellement, et en général médiocrement. Les matières alvines, que je confesse n'avoir pas suffisamment examinées chez les adultes sous ce rapport, présentent chez les enfants, surtout chez ceux qui sont à la mamelle, cette acidité à un degré très-prononcé.

De là, la double indication 1° d'une abstention entière des choses acides et acidifiables, comme le sucre, les fruits, les végétaux, le lait; 2° de l'usage des substances alcalines sous leurs formes diverses et par toutes les voies, seules ou combinées avec les aliments.

Dans cette forme de dyspepsie, beaucoup de malades ont une sorte de répugnance instinctive pour les acides et le sucre; mais cette répugnance ne se montre pas chez tous. Le médecin, appelé auprès de quelques-uns d'entre eux, les trouve usant encore de ces sirops acidulés soit mêlés à de l'eau et formant leur boisson ordinaire, soit comme moyen d'édulcorer les infusions qui leur sont ordonnées. La première chose à faire est d'interdire entièrement les acides, quels qu'ils soient, et de les remplacer par les alcalins. L'eau de Vichy, à raison de la proportion considérable de bicarbonate de soude qu'elle renferme, est l'une des formes les meilleures et les plus efficaces. On peut la donner pure, la couper avec une infusion amère ou aromatique, avec de l'eau commune même. Elle peut être utilement mêlée au vin, au lait surtout, qui ne passeraient pas seuls et dont elle favorise la digestion en neutralisant, en totalité ou en partie, ce qu'ils renferment d'acide. La magnésie décarbonatée, l'eau de chaux, la poudre d'yeux d'écrevisses, certains oxydes métalliques, celui de bismuth en particulier, peuvent être employés comme l'eau et les sels de Vichy, en choisissant parmi ces substances celles dont l'estomac s'accommode le mieux. Les alcalins peuvent encore être pris sous forme soluble en lavement ; on devra aussi les prescrire en bains, au moins tant que la question de l'absence d'absorption par la peau n'aura pas été définitivement jugée.

Le choix des aliments mérite ici une attention particulière. En général, les substances alimentaires prises dans le règne animal, et surtout les divers *bouillons animaux*, de *bœuf*, de *mouton*, de *vieilles volailles*, les *jus* de viandes faites, *rôties* ou *grillées*, *exprimées* des chairs par la *mastication*, sont moins sujettes à tourner à l'aigre que les bouillons végétaux, que les légumes, les fruits, que les bouillons de poulet et de veau.

Le *pain* est un des aliments les plus faciles à aigrir, et la dyspepsie acide est une des maladies dans lesquelles cet aliment appelle, de la part du médecin, une surveillance plus particulière. Une abstention complète de pain est souvent nécessaire; la quantité doit en être au moins réduite, et celui qu'on permet doit être rassis et bien levé. C'est donc dans la première catégorie d'aliments qu'il faut d'abord choisir ceux qu'on permettra aux malades. Mais, comme il faut tenir compte ici, non-seulement de la tendance des aliments à devenir acides dans l'estomac, mais aussi de leurs degrés divers de digestibilité, il arrivera souvent que les aliments les moins acidifiables, tels que les viandes et les composés animaux, devront être abandonnés pour des aliments moins indiqués sous ce point de vue, mais plus faciles à digérer. Dans ce cas, la combinaison des alcalis avec ces aliments, celle de l'eau de chaux ou de l'eau de Vichy avec le lait, par exemple, l'usage de la poudre d'yeux d'écrevisses ou du sous-nitrate de bismuth, avant et pendant les repas, permettront de concilier les indications différentes, et de donner à l'estomac un aliment qu'il digère et dont l'acescence soit neutralisée à mesure qu'elle se produira.

Dans certains cas où des vomissements fréquents de matières acides étaient suivis de soulagement, on a essayé, quelquefois avec succès, d'un vomitif qui, en provoquant l'expulsion abondante de liquides semblables, a été suivi d'un amendement marqué, ou même définitif.

ARTICLE VII.

DU TRAITEMENT DE LA DYSPEPSIE ALCALINE.

Cette forme de dyspepsie, dont nous n'avons parlé qu'avec réserve, devra réclamer un régime tout opposé.

Les boissons acidules, les fruits rouges dans la saison, l'oseille convenablement préparée, les légumes au vinaigre, toutes choses que les malades demandent par instinct, leur sont généralement utiles. Les substances animales, les viandes en particulier, leur sont à la fois désagréables et nuisibles.

Si, comme il arrive quelquefois, aux symptômes de cette dyspepsie se joignent ceux d'un embarras gastrique ou intestinal, un vomitif ou un purgatif sera indiqué, et produira des effets utiles.

A raison de l'influence fâcheuse de l'hiver sur la production de cette espèce de dyspepsie, il semblerait convenable de placer ces malades dans des chambres un peu chaudes. Mais on doit croire que, si la maladie se montre surtout au printemps, c'est moins à la température de l'hiver qu'il faut en rattacher le développement qu'au régime presque tout animal qu'imposent au plus grand nombre la rareté et la cherté des légumes verts et des fruits.

Nos voisins d'outre-mer ont, depuis quelques années, conseillé comme antidyspeptique un remède qui semblerait plus particulièrement destiné à combattre la dyspepsie alcaline, et qu'ils ont prescrit à peu près dans tous les cas indistinctement, sauf cependant ceux dans lesquels il y a des *aigreurs* et qui doivent appartenir à la dyspepsie *acide*.

Ce remède consiste dans une solution au dixième d'acide chlorhydrique, dont on prend une goutte dans deux cuillerées à bouche (30 grammes) d'une infusion amère ou aromatique : cette solution (*ad gratam aciditatem*) est prise immédiatement avant chaque repas. Si l'on en croit leurs rapports, le soulagement produit par ce remède, dans les dyspepsies, serait à peu près constant, et la conclusion, qu'il n'y aurait pas lieu d'en chercher d'autre. Il ne faut que réfléchir aux causes si variées, quelquefois si opposées, qui peuvent donner lieu à la dyspepsie, aux formes diverses qu'elle revêt, pour apprécier *à priori* la valeur de ces espèces de panacées proposées contre toutes les dyspepsies, et appliquées indistinctement à toutes les variétés de la maladie, une seule exceptée, et encore très-imparfaitement signalée, celle où il y a des aigreurs. Je comprends parfaitement qu'un médecin consacre une partie, même considérable, de son temps à la recherche d'un *spécifique* contre la rage, par exemple, parce qu'il peut, je dirais presque parce qu'il doit, y en avoir un, et que, dans les conditions actuelles de la thérapeutique, le mal, une fois développé, est absolument incurable. Mais qu'on cherche un remède qui guérirait toutes les pneumonies ou toutes les dyspepsies, les dyspepsies surtout, c'est évidemment courir après l'impossible, et perdre de vue les règles fondamentales de la médecine. Si, en suivant cette voie, on arrivait à quelques résultats en apparence favorables, on ne saurait douter qu'en les prolongeant quelque temps, avec le soin de s'astreindre aux règles de l'expérimentation en thérapeutique, on ne parvînt à reconnaître l'impuissance de cette formule et de tant d'autres que la médecine anglaise tient aujourd'hui en si grande faveur. Je fais des vœux, dans l'intérêt de la science, pour que le zèle, la persévérance, l'assiduité dans le travail, qui distinguent à un si haut degré les médecins anglais, s'allient à cet esprit de circonspection et de prudence, qui ne conclut que lentement et sûrement des faits suffisamment nombreux, et bien observés, et qui préserve à la fois de ces inductions prématurées qui égarent, et de cette polypharmacie qui devient un obstacle absolu à l'appréciation exacte des remèdes.

Dans le chapitre consacré à l'étiologie des dyspepsies, nous avons réuni dans une étude commune les causes de toutes les affections comprises sous ce nom, sans nous attacher à signaler les causes propres à chacune de leurs variétés. Nous y avons suppléé en partie, dans les articles consacrés à chacune d'elles. Mais ces points d'étiologie spéciale restent fort obscurs, même dans quelques dyspepsies, où une sorte d'induction semblerait guider le médecin. Ainsi, pour les formes névralgiques, on serait porté à croire qu'elles ne se montrent que chez les sujets doués d'un tempérament nerveux et sous l'influence des causes morales; mais elles se présentent souvent aussi chez des sujets qui ne présentent pas ces conditions. Si l'on admettait que l'habitude de boire trop abondamment est le point de départ de la dyspepsie des liquides, on ferait une supposition toute gratuite. Dans beaucoup de cas, on est réduit à rattacher ces diversités, dans les formes spéciales d'une même maladie, à ces modifications intimes et par conséquent inconnues de l'organisme auxquelles nous sommes trop souvent obligés de remonter et de nous arrêter, quand les causes patentes nous échappent.

L'absence d'exercice, au contraire, bien que concourant au développement de toutes les dyspepsies, peut réellement être considérée comme ayant une action plus particulière dans la forme flatulente de ces affections, ainsi que nous l'avons déjà signalé.

Pour revenir aux causes particulières des dyspepsies acide et alcaline qui font le sujet de cet article, on doit se demander, si certaines conditions habituelles ou prolongées du régime, n'en prépareraient pas le développement ; si ces conditions, qui sont l'opposé de celles qui guérissent le mal quand il est produit, ne l'auraient pas préparé et engendré en agissant longtemps et incessamment sur nos organes, jusqu'à l'explosion du mal. La dyspepsie acide, par exemple, ne frapperait-elle pas les personnes qui vivent presque entièrement de fruits, de légumes verts, de plats sucrés, et qui font un grand usage des choses acides, du vinaigre, du citron et du sucre, sous des formes diverses? Cette affection ne se montrerait-elle pas, dès lors, principalement dans le cours de l'été, vers la fin de cette saison, qui fournit en abondance les fruits acidulés et les végétaux dont l'usage presque exclusif apporterait, avec le temps, dans l'économie tout entière, cette prédominance des acides qui se montrerait dans les voies digestives? Et, d'autre part, la dyspepsie alcaline ne serait-elle pas la conséquence d'une diète presque entièrement animale, telle qu'on la suit en hiver, et qui est la conséquence de la privation des végétaux frais, légumes et fruits? et dès lors cette forme de dyspepsie ne serait-elle pas plus fréquente dans la seconde moitié de l'hiver et au printemps, lorsque l'influence de la diète animale s'est fait sentir pendant un certain nombre de mois consécutifs? Les faits me manquent pour résoudre ces questions.

ARTICLE VIII.

TRAITEMENT DE LA DYSPEPSIE DES LIQUIDES.

Le traitement de cette forme de dyspepsie ressort naturellement de la connaissance des symptômes qui la caractérisent et des circonstances qui l'aggravent, la modèrent et en amènent la cessation. Quant aux causes particulières qui impriment à la dyspepsie cette forme particulière, elles nous sont, comme nous l'avons dit, inconnues, et nous ne pouvons nous appuyer sur elles; mais l'appréciation des influences qui en augmentent ou en diminuent l'intensité fournit des indications analogues et aussi positives.

§ 1er. — Forme gastrique.

L'estomac digère bien les solides; il digère mal les liquides. De là l'indication très-claire du régime sec, et l'abstention aussi complète que possible de toute espèce de boissons, de tous les aliments liquides; d'étendre cette prescription aux médicaments, qui doivent être pris également sous forme solide, si quelque circonstance en réclame l'usage.

Si l'on excepte la privation des liquides, ce régime n'a rien de bien sévère. Il permet l'usage, d'abord, de soupes de tout genre, à la condition seulement qu'elles soient très-épaisses; que la cuillère enfoncée y reste verticalement, comme dans la soupe *du Limousin*, selon l'expression populaire. A ces potages, aussi variés que le malade le désire, il peut joindre le pain, les viandes rôties, grillées, bouillies, chaudes ou froides; les poissons, les œufs, les légumes, à la condition de n'y pas joindre de sauces abondantes. Les fruits sont également permis, à l'exception de ceux qui seraient très-aqueux, tels que les raisins. Le nombre des aliments solides est donc presque illimité, et le malade a une grande latitude de choix, en exceptant ceux qui seraient indigestes en eux-mêmes ou que le malade aurait reconnus tels soit avant le début, soit après l'invasion de la dyspepsie.

Pour suppléer à la suppression subite des boissons, on doit recommander à ces malades d'insaliver le plus possible les aliments dont ils font usage. La salive les humecte aussi bien que les boissons ; elle se mêle intimement avec les aliments solides, forme avec eux une pâte épaisse avant qu'ils ne pénètrent dans l'estomac ; elle a, pour en faciliter la digestion, des qualités qu'aucun autre liquide ne saurait avoir au même degré. Nous ajouterons enfin que, pour quelques sujets, pour ceux surtout qui, même dans ces mauvaises conditions, ont l'habitude de boire beaucoup en mangeant, plusieurs verres, par exemple, et de manger très-vite, il y a nécessité de permettre, les premiers jours, un verre de leur boisson habituelle, qu'ils ne prendront que par gorgées, pendant la durée entière de leurs repas, et en ayant soin d'en réserver une partie qui ne sera prise qu'à la fin.

L'usage de bains entiers, à peine tièdes, supplée aussi à la privation des boissons ; il diminue la soif et une certaine sécheresse de la bouche qui accompagne souvent cette espèce de dyspepsie. Les lavements d'eau simple, lorsqu'ils sont conservés, ont aussi un effet analogue; ils peuvent être pris une ou deux fois le jour.

L'amélioration rapide qui survient ordinairement dans les digestions encourage les malades à observer ce régime, et le médecin qui les examine, après une ou plusieurs semaines, constate dans la diminution du clapotement un changement parfaitement d'accord avec celui que le malade a lui-même reconnu dans les souffrances qu'il accusait.

Si la paresse des digestions ou toute autre circonstance commande l'emploi de quelques remèdes, ceux-ci, comme nous l'avons dit, doivent être pris en général sous forme solide. Ainsi, au lieu d'une infusion amère, on prescrira l'extrait de la même plante qui sera pris, aux repas même, enveloppé de pain à chanter dans la première cuillerée de soupe. Des poudres ou des pilules purgatives remplaceront les eaux de Sedlitz ou les macérations de rhubarbe ou de séné. Il ne faudrait pas cependant pousser l'abstention des liquides jusqu'à refuser quelques onces de vins généreux, malaga, bourgogne, bordeaux, s'ils étaient nécessaires à la digestion, à raison soit de la faiblesse de l'estomac, soit d'une longue habitude.

Les moindres infractions au régime sec sont presque constamment suivies du retour des phénomènes de la maladie, même après une longue interruption, et, comme nous l'avons vu dans quelques exemples que nous avons rapportés, la sécheresse de la bouche et la diminution de l'urine reparaissent et deviennent d'autant plus prononcées que l'infraction à l'abstinence des liquides a été plus considérable. Nous renvoyons à ces faits, que nous avons rapportés en traçant la description de cette maladie, et nous rappelons que plusieurs mois, une année même après la guérison du mal, la nécessité du régime persiste encore, au même degré, du moins chez quelques personnes.

§ 2. — Forme intestinale.

Si une diarrhée séreuse résiste aux moyens qui en triomphent ordinairement, et qu'en raison même de cette persistance, comme aussi des borborygmes humides dont le ventre est le siége et des clapotements que la pression de la main produit sur les régions occupées par les intestins, on soit conduit à rattacher cette affection à la *dyspepsie intestinale* des liquides, il convient de recourir immédiatement au régime sec, comme dans la forme stomacale de cette maladie. Ce seul changement a souvent suffi pour mettre un terme à des diarrhées aqueuses très-opiniâtres, et, dans ces cas, le succès de ce régime est devenu un argument en faveur du diagnostic auquel on avait été conduit.

L'emploi du régime sec n'exclut pas, d'ailleurs, les autres moyens qu'on oppose à la dyspepsie diarrhéïque, tels que narcotiques, astringents, toniques, par la bouche et en injections dans le rectum, etc., etc., ni surtout le choix et la quantité des aliments qu'on doit permettre aux malades.

ARTICLE IX.

DU TRAITEMENT DES DYSPEPSIES COMPLEXES, C'EST-A-DIRE DANS LESQUELLES SE MONTRENT SIMULTANÉMENT LES SYMPTÔMES DE PLUSIEURS ESPÈCES DE CETTE MALADIE.

Les maladies se montrent sous des formes infiniment variées; cela est vrai surtout de celles qui, consistant en des troubles fonctionnels, dus eux-mêmes à des causes infiniment variées, le plus souvent multiples, et se produisant chez des sujets de constitutions très-diverses, doivent donner naissance à des variétés également infinies dans leurs effets, c'est-à-dire dans les formes qu'elles présentent. Nous n'avons pas la prétention de les décrire toutes, mais seulement d'indiquer les principales d'entre elles. Du reste, ce que la théorie explique très-naturellement, l'observation le confirme tous les jours. En remontant aux causes de ces formes complexes, on en trouve qui appartiennent, les unes plus spécialement à telle espèce de dyspepsie, les autres à telle autre; et, dès lors, les indications relatives au traitement sont multiples comme les causes qui ont produit le mal et comme les symptômes qui le révèlent.

Ainsi que nous l'avons vu, pour ce qui tient au siége, chaque espèce de dyspepsie peut occuper l'estomac ou les intestins, et ceux-ci partiellement ou dans toute leur étendue ; quant à son intensité, en présenter une à peu près égale ou très-différente dans chacun des points qu'elle occupe. La forme gastralgique ou entéralgique existe quelquefois avec la forme flatulente, rarement avec la dyspepsie des liquides ; cette dernière, avec la forme flatulente : ce qui donne lieu à des borborygmes plus nombreux, plus bruyants et plus humides ; à un clapotement plus marqué, et quelquefois à une distension plus considérable de l'abdomen ; la dyspepsie par faiblesse des organes digestifs se montre souvent réunie avec celle qui résulte d'un *excès d'irritabilité*. Nous avons déjà signalé cette forme complexe dans l'article consacré à cette dernière.

Quant au traitement, il se règle naturellement sur la forme complexe de la dyspepsie ; il réclame l'emploi simultané du régime et des médicaments indiqués contre chacune d'elles, et l'éloignement des causes qui auront déterminé leur développement. Le régime sec sera associé aux absorbants, dans la dyspepsie où les symptômes de l'acescence se montreront réunis avec ceux de la forme flatulente. L'opium sera appelé en aide, toutes les fois que des crises névralgiques s'ajouteront aux phénomènes d'une autre forme de dyspepsie. Ces doubles indications résultent si clairement de l'ensemble de ce travail, qu'il nous paraît superflu d'en multiplier les exemples.

CHAPITRE NEUVIÈME.

DE LA CONVALESCENCE.

Les sujets qui ont été dyspeptiques sont très-enclins, quand ils sont rétablis à l'aide d'un régime plus ou moins sévère et de privations prolongées, à revenir prématurément aux habitudes de la santé, à se permettre les aliments qui leur ont été défendus, à les prendre dans une quantité qui leur est encore interdite.

De là, la nécessité de leur inspirer une crainte salutaire, *initium sapientiæ*, pour les préserver de rechutes inévitables. Ils doivent savoir qu'à la suite de cette maladie, les organes digestifs conservent, pendant un temps plus ou moins long, une faiblesse, une susceptibilité très-prononcées; que des écarts de régime, même très-légers, beaucoup moindres que ceux qui ont produit l'affection première, suffiraient pour la reproduire, généralement plus *intense* et plus *opiniâtre*.

Il ne faudrait pas conclure de ces paroles que le sujet guéri d'une dyspepsie devra vivre indéfiniment, comme s'il était incessamment sous la menace d'une rechute et imiter l'exemple de Cornaro, qui, après son rétablissement, continua pendant plus de cinquante ans à ne prendre chaque jour que ses douze onces d'aliments et ses quatorze onces de vin. On peut se demander si Cornaro, plus effrayé peut-être que de raison, de l'essai infructueux qu'il fit une seule fois d'augmenter d'un sixième la quantité de ses aliments, n'aurait pas pu, en renouvelant à des intervalles convenables des essais analogues, en obtenir de bons résultats et finir par se rapprocher de l'alimentation commune. Il ne le fit pas; et, en considérant ce qu'il conserva de vigueur physique et intellectuelle jusqu'à l'âge de quatre-vingt-dix ans et au delà, en persistant dans le régime auquel il devait sa santé et qui suffisait, comme nous l'avons vu, à soutenir ses forces dans un état complétement satisfaisant, on doit se demander si l'on serait fondé à blâmer sa résolution. Il serait hasardeux de prétendre qu'il eut tort. Peut-être, par suite de la vie intempérante qu'il avait menée jusqu'à trente-cinq ou quarante ans, son estomac était-il resté dans un état de *débilité acquise*, analogue par son opiniâtreté à la débilité congénitale, qui n'aurait pas permis qu'il revînt à la vie commune. Mais, en dehors de ces faits tout exceptionnels, la plupart des individus qui ont été atteints de dyspepsie, peuvent et doivent chercher d'une manière graduée, à un seul repas d'abord et à quelques jours d'intervalle, sous la surveillance de leur médecin, à modérer la sévérité du régime qui leur avait été imposé, varier un peu leurs aliments, en augmenter méthodiquement la quantité, sans jamais cesser d'observer l'ensemble des autres conditions hygiéniques nécessaires aux bonnes digestions, et surtout en évitant de retomber dans les infractions qui avaient déterminé le premier développement du mal. C'est le cas de leur rappeler en particulier combien il leur importe de prendre leurs repas à des heures fixes, à des intervalles proportionnés à la force des organes digestifs, de bien mâcher et de bien insaliver les aliments, de s'abstenir de ceux qu'ils avaient reconnu être antipathiques à leur estomac, de faire journellement un exercice suffisant, de s'abstenir de toute application sérieuse de l'esprit dans les heures qui suivent les repas, d'adopter une vie active, de se créer, s'ils n'en ont pas, des occupations physiques et intellectuelles; d'en chercher aussi qui satisfassent aux besoins du cœur. Avec ces conditions, ils doivent conserver l'espoir de rentrer dans la vie commune des *gens sobres;* car, pour imiter celle des gens intempérants, sous quelque rapport que ce soit, ils ne doivent pas y prétendre.

Pour éviter plus facilement, plus sûrement, avec moins d'efforts, le danger de succomber aux tentations, il convient qu'ils se soustraient aux occasions qui les provoquent, comme les dîners où le nombre des mets et des convives, l'animation qui en résulte pour chacun, exposent les dyspeptiques à de périlleuses épreuves, particulièrement lorsque ces épreuves se répètent à de courts intervalles. Un écart unique et rare de régime se supporte encore; mais des écarts répétés entraînent inévitablement le retour du mal premier, avec des conditions plus graves et des difficultés plus grandes pour en triompher.

Je terminerai ces observations, sur les précautions que réclame la convalescence, en citant le mot d'un individu complétement rétabli depuis près d'un an. Il me disait avec une naïveté singulière : « Je vais bien, je ne souffre plus, j'ai repris mes forces et mon entrain; mais..... toutes les fois que je *mange trop*, cela me fait mal. » Il aurait voulu pouvoir manger trop, sans en ressentir aucune incommodité. On peut voir dans cette réponse combien est grande la tendance des convalescents à retomber dans les écarts de régime qui ont occasionné leur maladie, et de quelle surveillance ils doivent être entourés.

RÉSUMÉ.

J'ai cru devoir, contre l'usage, joindre à ce livre un résumé succinct de ce qu'il renferme. J'ai eu pour motif d'épargner le temps des praticiens, qui trouveront ainsi, dans un petit nombre de pages, ce qu'il y a de plus important dans le livre entier, et dans une lecture, d'une heure au plus, ce qui, au milieu des occupations impérieuses de leur profession, réclamerait un temps beaucoup plus long. Je dois ajouter cependant que les faits nombreux qui forment à la fois la base et l'intérêt de cet ouvrage, ne se trouvent pas dans ce résumé, et que, dès lors, il ne peut suppléer que très-imparfaitement à la lecture du livre entier.

Les dyspepsies ont été peu étudiées dans ce siècle : tandis que les efforts de la plupart des médecins étaient entraînés vers l'étude des maladies dont l'anatomie pathologique devait éclairer le siége et la nature, les autres maladies étaient négligées, et leur histoire a fait peu de progrès.

C'est cette espèce de délaissement d'un ordre entier de maladies qui nous a conduit à faire de quelques-unes d'entre elles l'objet de nos recherches, et parmi elles des dyspepsies en particulier.

Mais ce motif n'a pas été le seul : les dyspepsies sont au nombre des maladies les plus fréquentes; elles sont le plus souvent susceptibles de guérison complète, ou tout au moins d'un grand soulagement. Reconnaissant presque toujours pour cause des infractions à l'hygiène, on trouve dans l'étude de leur développement, de leur marche, de leurs exacerbations et de leurs rémissions, de leur traitement, un enchaînement rationnel de faits que présente rarement l'histoire des autres maladies.

Pour bien limiter notre sujet, nous le bornons aux dyspepsies *essentielles*, c'est-à-dire à celles qui ne sont ni les symptômes ni l'effet sympathique d'aucune autre maladie appréciable chez l'individu qui digère mal. Nous avons ainsi mis en dehors toutes les affections matérielles, phlegmasies ou lésions organiques dont les organes digestifs, et ceux qui leur sont unis par les liens de la sympathie, seraient le siége. C'est dire que nos dyspepsies sont tout à fait distinctes des gastrites de Broussais, qui confondait dans un même groupe toutes les affections dans lesquelles les fonctions digestives étaient troublées, les dyspepsies seules exceptées, puisqu'il n'en admettait pas.

Nos dyspepsies ne forment qu'un groupe de maladies bien définies et bien limitées.

Nous les avons partagées en deux grandes divisions : les dyspepsies accidentelles et les dyspepsies habituelles. Les premières, dues généralement à des causes énergiques, mais qui n'agissent que passagèrement, ont une durée courte ; elles sont connues sous le nom d'*indigestions ;* ce sont des indispositions plutôt que des maladies. Les secondes, dues également à des infractions dans le régime, moins graves, mais journalières, durent souvent longtemps et constituent de véritables maladies. Nous avons dû être très-court sur les premières, qui ne forment qu'un appendice aux secondes ; celles-ci forment le véritable sujet de ce livre et exigent un développement proportionnel à leur importance.

PREMIÈRE PARTIE.

DES DYSPEPSIES ACCIDENTELLES OU INDIGESTIONS.

L'indigestion, dans son degré le moins intense, n'est, à proprement parler, qu'une digestion laborieuse. Dans son degré moyen, elle se caractérise par des douleurs assez intenses et par l'expulsion des aliments mal élaborés qui ont été pris au dernier repas. Dans sa forme la plus sérieuse, elle donne lieu non-seulement à des douleurs aiguës dans les voies digestives, à des sueurs froides, à des défaillances, à des évacuations copieuses et répétées d'aliments qui n'ont subi que peu d'altération, mais encore à des phénomènes généraux qui peuvent rendre le diagnostic obscur, inspirer des craintes légitimes et réclamer toute l'attention du médecin.

Les causes qui produisent cette affection peuvent être rangées en six séries :

1° Indigestion par excès dans la quantité des aliments et des boissons ;

2° Par la mauvaise qualité des substances ingérées ;

3° Par l'insuffisance de la mastication et de la salivation ;

4° Par défaut d'intervalles suffisants entre les repas ;

5° Par des causes perturbatrices qui agissent après l'ingestion des aliments : secousses morales, ingestion de boissons indigestes, médicaments intempestifs, bains chauds ou froids, saignées générales ou locales, invasion d'une maladie aiguë, etc. ;

6° Par la répugnance idiosyncrasique de l'estomac pour certaines substances alimentaires parfaitement digestibles en elles-mêmes, pour le plus grand nombre des individus, tandis que pour quelques-uns, elles sont tellement antipathiques qu'elles sont constamment rejetées, par une voie ou par une autre, dans les heures qui suivent leur ingestion. Tels sont le lait, le beurre, les œufs, certains poissons et coquillages, quelques légumes, les oignons, l'oseille, ailleurs la chair de veau, le gibier et les viandes faisandées, le régime maigre chez les uns, le régime gras chez tels autres, etc., etc.

Les *symptômes* de l'indigestion sont connus de

tous. Les difficultés de diagnostic ne se présentent guère que dans la forme la plus intense, surtout lorsque les accidents cérébraux dominent sur les autres, et plus particulièrement lorsqu'une indigestion survenant au début d'une maladie aiguë pourrait être considérée comme la maladie principale.

Le *traitement* est communément fort simple : dans quelques cas cependant une saignée est indiquée contre la persistance et l'intensité d'une congestion cérébrale, dont l'indigestion est accompagnée, et qui peut même devenir un obstacle au vomissement.

Quand l'indigestion se répète à des intervalles rapprochés chez le même individu, il y a lieu de rechercher les causes qui la reproduisent, de s'assurer qu'elle n'est pas symptomatique de quelque lésion matérielle, et de diriger la prophylaxie en conséquence.

DEUXIÈME PARTIE.

DES DYSPEPSIES HABITUELLES.

CHAPITRE Ier. DÉFINITION. — Je comprends sous ce nom les troubles persistants des fonctions digestives, qui sont indépendants de toute autre maladie appréciable, soit des organes mêmes de la digestion, soit de ceux qui concourent aux mêmes fonctions ou lui sont simplement associés par les lois de la sympathie, soit enfin de toute lésion des parties solides ou liquides de l'économie. Dans tous ces cas, les troubles digestifs appartiennent à la maladie dont ils sont les symptômes. J'en dirai autant de ceux qui se montrent chez beaucoup de femmes pendant la grossesse, et chez quelques-unes à chaque époque menstruelle, et qui se lient aux conditions particulières où se trouve alors l'utérus.

CHAPITRE II. DES CAUSES. — Les dyspepsies habituelles peuvent dépendre des mêmes causes que celles qui produisent les dyspepsies accidentelles, avec cette différence que ces dernières seront l'effet de l'action passagère et forte de ces causes; que les autres, au contraire, résulteront de leur action continue et moins énergique. Par exemple, l'individu qui, dans un repas, avalera des morceaux tout entiers sans les mâcher, se donnera immédiatement une indigestion; celui qui journellement mâchera et insalivera incomplétement ses aliments, se préparera une dyspepsie habituelle.

Parmi les causes qui appartiennent spécialement à cette forme de dyspepsie, nous signalerons, indépendamment de l'excès ou de la mauvaise qualité des aliments et des boissons, de l'insuffisance de la mastication et de l'insalivation déjà indiquées, la mauvaise distribution des repas sous le triple rapport de leur importance, de leur nombre et des intervalles qui les séparent, aux diverses époques de la vie; l'excès ou l'insuffisance d'exercice, d'occupation physique, intellectuelle et morale, de sommeil, la faiblesse primitive ou acquise des organes digestifs, etc.

CHAPITRE III. SYMPTÔMES DES DYSPEPSIES HABITUELLES. — Ces affections se montrent sous des formes diverses, selon qu'elles occupent l'estomac ou les intestins, qu'elles sont légères ou graves, que leurs symptômes portent principalement sur les voies digestives, ou sur des organes éloignés. Dans le premier cas, les symptômes ordinaires sont l'inappétence, la douleur ou le malaise dans les régions stomacale ou intestinale, la pesanteur, une sensation de plénitude irradiant vers les parties voisines, vers la base du thorax en particulier, avec des nausées, des renvois gazeux, rarement des vomissements ; ils se montrent sous forme de coliques sourdes ou aiguës, quand le mal occupe les intestins. L'ingestion des aliments et le commencement du travail digestif augmentent communément ces souffrances. Un autre symptôme, en apparence peu digne d'attention, mais qui n'est pas sans importance, surtout dans les formes obscures des dyspepsies, c'est une altération de la salive, qui devient mousseuse, moins abondante et formant sur les côtés de la langue deux lignes blanches qui convergent et s'atténuent de la base vers la pointe. Une observation attentive m'a fait reconnaître, chez presque tous les sujets dyspeptiques, cette particularité, qui ne se montre pas chez les autres. Ces phénomènes, qui se passent dans les voies digestives elles-mêmes, rendent en général le diagnostic facile.

Il n'en est pas de même quand les phénomènes sympathiques se montrent seuls, comme cela n'est pas rare, ou avec une telle prédominance, qu'ils voilent presque complétement les symptômes locaux.

Une sorte de malaise général, de fatigue, de morosité, survenus dans le cours de la journée, surtout après les repas, est quelquefois, dans les formes légères, le seul phénomène qui révèle des digestions pénibles ; c'est comme l'avant-coureur des symptômes hypochondriaques que la dyspepsie, quand elle se prolonge, amène si souvent à sa suite. Un des phénomènes sympathiques les plus ordinaires de la dyspepsie est la céphalalgie ; elle peut offrir tous les degrés d'intensité entre une simple pesanteur et la migraine la plus intense accompagnée de vomissements. La somnolence après le repas, l'insomnie nocturne, le cauchemar, une sorte d'affaiblissement de l'intelligence, qui rend presque impossible l'application sérieuse à un travail quelconque, à une lecture, à une simple conversation, chez quelques-uns l'affaiblissement de la voix et surtout des muscles locomoteurs, sont encore autant de phénomènes sympathiques très-fréquents dans la dyspepsie, dans les heures qui suivent les repas.

Les phénomènes sympathiques de la dyspepsie

peuvent aussi porter sur les viscères renfermés dans le thorax, et donner lieu à des troubles marqués dans la respiration et la circulation : dyspnée, bâillements, toux, palpitations du cœur, quelquefois irrégularités et inégalités fréquentes dans ses battements. — Ces phénomènes ne se montrent en général qu'après les repas, à une même distance chaque fois, et avec une intensité proportionnée à l'abondance des aliments ingérés. — Une accélération fébrile du pouls est encore un effet sympathique de la dyspepsie, le seul quelquefois que le malade accuse ; il se montre le plus souvent la nuit, rarement le jour; c'est quelquefois un *accès* complet avec ses trois stades, presque constamment quotidien, quelquefois tierce, par exception rare. (V. p. 80.) Ces symptômes varient du reste selon l'intensité de la dyspepsie (V. p. 107) et la forme spéciale qu'elle peut affecter.

CHAPITRE IV. DE QUELQUES FORMES SPÉCIALES DE DYSPEPSIE. — Voici celles que nous avons admises. — *D. flatulente.* — *D. névralgique*, signalées l'une et l'autre depuis longtemps par les auteurs. — *D. boulimique*, dont nous n'avons vu qu'un exemple bien caractérisé. — Les *D. acide* et *alcaline* ;

et enfin la *dyspepsie des liquides*. Ces trois dernières ont été ou omises ou incomplétement décrites dans les ouvrages de médecine ; nous en avons fait annuellement le sujet de quelques leçons dans notre enseignement clinique depuis vingt-cinq ans.

Article 1. *Dyspepsie flatulente.* — Elle a pour phénomène particulier une surabondance de gaz dans les organes digestifs assez prononcée pour ajouter aux malaises de la dyspepsie ordinaire.

La distension partielle ou générale de l'abdomen, les douleurs ordinairement supportables qui en résultent, la gêne qu'elle détermine soit dans les voies digestives elles-mêmes, soit dans le thorax par le *refoulement* du diaphragme, des poumons et du cœur, que la main et l'oreille peuvent constater et suivre dans leur progrès et leur déclin, les borborygmes, l'émission de gaz par haut et par bas, l'*aggravation* de tous ces symptômes avec l'accumulation croissante des gaz, et leur *diminution* quand ils sont expulsés ou résorbés : tels sont les signes de la dyspepsie flatulente.

Article 2. *Dyspepsie névralgique.* — Celle-ci,

sans devoir être confondue avec les névralgies, se rapproche d'elles par l'*extrême acuité* et la *forme paroxystique des douleurs* dont elle est accompagnée, et qui peuvent être portées jusqu'au point d'arracher des cris aux malades, de déterminer des tremblements convulsifs, une altération considérable des traits, des sueurs froides, des défaillances.

Article 3. — Je n'ai observé qu'un seul cas de *dyspepsie boulimique*, caractérisé à la fois par le besoin presque incessant de manger, et de manger beaucoup chaque fois, et par des vomissements qui survenaient sous l'influence de causes très-légères.

Article 4. *De la dyspepsie acide.* — Nous donnons ce nom à une forme particulière de dyspepsie, dans laquelle la salive, d'alcaline qu'elle est chez l'homme sain, devient acide; l'haleine le devient également, soit par elle-même et dans les voies aériennes, soit en traversant la bouche. Cette acidité, quelquefois faible, peut être portée à un tel degré, que l'air de la chambre qu'habite le malade en soit fortement imprégné. La même acidité est facile à constater dans les matières vomies, dans les renvois gazeux et quelquefois dans les *fèces;* peut-être se trouve-t-elle *en excès* dans les excrétions naturellement acides, telles que l'urine et la sueur : c'est un point que la chimie éclairera.

La plupart de ces malades ont de l'éloignement pour tout ce qui est acide, acidifiable, et en particulier pour le sucre. Ils éprouvent, du reste, les symptômes ordinaires des dyspepsies communes. L'abstinence des choses acides et l'usage des alcalins forment les bases du traitement.

Elle a de l'analogie avec une maladie infiniment plus grave, non encore décrite par les auteurs, et dont nous donnons l'exposition dans le chapitre consacré au diagnostic.

ARTICLE 5. *De la dyspepsie alcaline.* — Nous croyons aussi devoir admettre, au moins par induction, cette forme de dyspepsie, tout opposée à la précédente, et liée à la prédominance alcaline dans toute l'économie, et spécialement dans les liquides. L'odeur fétide de l'haleine comparable à celle des viandes corrompues, celle des matières vomies ou excrétées par l'anus, l'instinct des malades pour les acides et les aliments végétaux, semblent caractériser cette prédominance.

Article 6. *De la dyspepsie des liquides.* — Parmi les formes spéciales, celle-ci est l'une des plus remarquables et aussi des moins connues. L'estomac est devenu impropre à bien digérer les liquides, tandis que la digestion des solides continue à s'opérer avec une apparente régularité. — Quelques individus ont la conscience de leur état : leur estomac, disent-ils, est comme *noyé* dans l'eau ; d'autres remarquent que les liquides leur passent mal et en réduisent d'eux-mêmes la quantité (V. p. 100 et 101), mais la plupart se plaignent seulement de troubles digestifs, sans discerner le phénomène particulier, qui devient pour le médecin le symptôme prédominant du mal. Ce symptôme est le clapotement stomacal qui se fait entendre dans les grands mouvements du corps, dans les secousses qu'on lui imprime, et aussi par la pression rapide de la main sur l'épigastre et sous les fausses côtes gauches, quel que soit, du reste, le temps écoulé depuis le dernier repas. Quelques sujets éprouvent de l'oppression et des palpitations de cœur analogues à celles qui ont été signalées dans la dyspepsie flatulente.

Les intestins sont quelquefois aussi le siége d'une affection semblable. Le clapotement a lieu dans les régions qu'ils occupent ; des borborygmes humides s'y font fréquemment entendre; les selles sont habituellement aqueuses et multipliées, et le régime sec est souvent, comme dans la forme stomacale, le seul moyen d'en triompher.

CHAPITRE V. MARCHE DES AFFECTIONS DYSPEPTIQUES. — Elle est essentiellement rémittente ou intermittente, comme l'est lui-même le travail digestif. Des exacerbations sensibles, mais modérées, ont souvent lieu après chaque repas, surtout après le plus copieux ; de plus prononcées, quelquefois même de très-douloureuses, se montrent à la suite d'écarts de régime, ou par d'autres causes appréciables. Ces exacerbations peuvent aider beaucoup, dans les cas obscurs, au diagnostic, et aussi au traitement du mal.

Indépendamment de ces modifications que présentent les dyspepsies, il en est d'autres qui correspondent aux saisons, au séjour dans les villes ou à la campagne, à la prédominance des symptômes locaux sur les symptômes généraux, des troubles gastriques sur les troubles intestinaux, etc.

CHAPITRE VI. DU DIAGNOSTIC DES DYSPEPSIES. —

Le diagnostic comprend deux points également importants : 1° discerner ces affections au milieu des troubles sympathiques qui les voilent ; 2° déterminer si les troubles digestifs sont essentiels ou symptomatiques, et, dans ce dernier cas, quelle est la maladie dont la dyspepsie est l'effet.

Quant au premier point, il importe de ne pas oublier que souvent, par suite de la prédominance des troubles sympathiques, le malade qui consulte se plaint de toute autre partie que de l'estomac, et que ce n'est qu'après avoir constaté l'intégrité des organes où il accuse des douleurs, que, portant son attention sur les voies digestives, le médecin constate dans l'état de la langue, de la salive le plus souvent mousseuse, de la muqueuse buccale imparfaitement humide, dans le malaise constant qui suit l'ingestion des aliments, la douleur de tête, la somnolence diurne et l'insomnie nocturne, etc., des signes propres à lui montrer le point de départ du mal.

Quant aux maladies qui peuvent donner lieu à des troubles digestifs semblables à ceux des dyspepsies essentielles, elles ont été l'objet d'un examen détaillé dans l'ouvrage lui-même (p. 122). Nous n'en donnerons ici qu'une simple énumération :

1° La gastrite chronique; 2° certaines maladies organiques de l'estomac et des intestins, des viscères voisins et du péritoine, surtout dans leur première période; 3° la présence de très-petites tumeurs épiploïques spécialement sur le trajet de de la ligne blanche; 4° la contraction des portions supérieures des muscles droits abdominaux; 5° le relâchement des parois abdominales; 6° la chlorose. Nous avons indiqué également les signes diagnostiques propres à chaque *forme spéciale des dyspepsies*.

A la suite de ces considérations nous avons placé la description d'une maladie, peu connue encore, et nulle part décrite, qui, à la gravité près qu'elle présente, offre quelque ressemblance avec la dyspepsie des acides, et se caractérise par la perte d'appétit, quelquefois l'absence de soif, un état fébrile d'abord léger, des nausées, l'odeur excessivement acide de l'haleine, une grande faiblesse qui oblige à garder le lit. Tous ces symptômes vont s'aggravant les premiers jours avec quelque lenteur; des vomissements de mucus et de matières bilieuses, jaunes, puis vertes, d'abord rares, puis fréquents, marquent le commencement de la seconde période. Les traits s'altèrent, le pouls se précipite, l'anxiété augmente; et enfin, après trois à quatre semaines, commence la troisième période, dans laquelle les vomissements s'éloignent et cessent; mais en même temps que cette apparente amélioration s'opère, la fréquence du pouls augmente ainsi que sa faiblesse, l'intelligence se trouble, le malade a des hallucinations, puis de la somnolence et un état comateux; la faiblesse croît rapidement, le corps se refroidit et la vie s'éteint.

Cette maladie, qui s'est offerte à moi fréquemment en 1832, à la suite de la première invasion du choléra à Paris, et que, depuis lors, j'ai rencontrée plusieurs fois chaque année, souvent chez les femmes enceintes, s'est presque constamment terminée d'une manière funeste. L'anatomie pathologique n'a rien révélé de constant chez les sujets qui succombent.

Chapitre VII. Pronostic. — La dyspepsie ne compromet l'existence que lorsque, par sa durée et son intensité, elle rend l'alimentation insuffisante et amène graduellement un épuisement complet. Ces cas sont heureusement très-rares; et le plus ordinairement on découvre, avant ou après la fin des malades, quelque lésion matérielle, dont les troubles digestifs n'étaient que l'effet. Les cas dans lesquels on ne trouve aucune lésion, et qui seuls appartenaient à la dyspepsie essentielle, sont des faits exceptionnels. Il n'est pas rare non plus de voir survenir, dans le cours d'une maladie aussi longue, quelque phlegmasie accidentelle, d'autant plus dangereuse qu'elle frappe des sujets épuisés : elle détermine le plus souvent une fin rapide.

Le pronostic porte donc surtout sur la durée du mal, sur les chances prochaines ou éloignées de soulagement ou de complète guérison qu'il peut offrir. La recherche des causes, la résistance aux moyens mis en usage, la docilité des malades au traitement et surtout au régime qu'on leur conseille, sont autant d'éléments importants pour le pronostic.

CHAPITRE VIII. DU TRAITEMENT DES DYSPEPSIES HABITUELLES. — A l'encontre de ce qu'on observe dans le plus grand nombre des maladies, dont l'étiologie est obscure, et ne fournit au traitement que des indications secondaires, les causes des dyspepsies sont le plus souvent connues, ou susceptibles de l'être ; elles donnent l'explication naturelle de la maladie, et leur soustraction est le moyen direct d'en triompher. C'est ici un des cas, assez rares dans les maladies qui sont du ressort de la pathologie interne, auxquels peut s'appliquer le vieil adage, *Causâ sublatâ, tollitur effectus.*

La première chose à faire est donc de rechercher ces causes, en demandant au malade de raconter lui-même quels changements sont survenus dans ses habitudes de vie au début du mal, quelles circonstances, depuis le début, en ont adouci ou exaspéré les symptômes. Puis le médecin interroge lui-même le malade sur les conditions passées et actuelles de son régime, en suivant l'ordre chronologique et faisant porter ses questions sur toute la série de causes énumérées dans le chapitre consacré à l'étiologie.

Ce premier point éclairci, le traitement doit s'appuyer principalement sur l'éloignement immédiat de ces causes, qui ont produit le mal, et de celles qui l'entretiennent, sans négliger d'ailleurs tous les autres points du régime. En conséquence, on devra fixer tout ce qui se rattache :

1° A la quantité des aliments;

2° A leurs qualités ;

3° A la quantité et à la qualité des boissons ; à leur température et à celle des aliments ;

4° A la mastication des aliments;

5° A leur insalivation;

6° et 7° Aux assaisonnements, aux pastilles et sucreries digestives dont usent beaucoup de personnes après leurs repas;

8° A certaines habitudes, comme celle du tabac à fumer;

9° A la distribution des repas;

10° A l'exercice;

11° Aux rapprochements sexuels;

12° Aux occupations intellectuelles;

13° Aux préoccupations morales;

14° Au désœuvrement. (*Des œuvres actives de charité comme moyen d'y remédier.*)

Cette partie étiologique du traitement, est non-seulement en elle-même la plus importante : elle forme, en quelque sorte, le pivot du traitement de toutes les dyspepsies; aussi le médecin doit-il s'appliquer scrupuleusement à ce que les indications qui en ressortent soient toutes exactement saisies et remplies. Le traitement devra du reste varier nécessairement selon l'*intensité* et la *durée* du mal; et à ce sujet, nous en avons admis trois formes principales :

1° Dyspepsies légères;

2° Dyspepsies graves;

3° Dyspepsies de longue durée et de moyenne intensité.

La première cède en général facilement et promptement au régime et à l'éloignement des causes connues ; surtout quand elle ne remonte pas loin, que sa durée ne dépasse pas quelques semaines.

La seconde, *dyspepsie grave*, est une maladie sérieuse, qui réclame de la part du médecin une grande attention et une investigation complète de tout ce qui a précédé le développement du mal et pu y concourir ; rien, jusqu'aux *idiosyncrasies*, ne devra lui échapper ; il se fera rendre compte de tout ce qui a été essayé et des résultats obtenus. Enfin, il fera un examen non moins attentif de l'état actuel du sujet. Il cherchera parmi les boissons alimentaires les plus légères, celles que l'instinct du malade accepte le plus volontiers, celles qui dans l'état de santé lui étaient le plus agréables et lui passaient le mieux, en très-petite quantité d'abord, frappées de glace ou très-chaudes : il observera les effets de ces conditions opposées, et réglera sa conduite en conséquence. La glace pilée, les boissons chargées d'acide carbonique, de sels neutres ou alcalins, seront essayées. Les amers, les aromatiques, un peu de vin généreux si la faiblesse est grande; le lait, les calmants, quand l'irritabilité de l'estomac paraît prédominer. Les révulsifs de tout genre, les serviettes très-chaudes sur l'estomac, les sinapismes, les vésicatoires, les frictions vésiculantes, avec l'huile de croton, offrent aussi des ressources actives et dont les effets sont souvent favorables.

Enfin, dans les cas où ces moyens ont échoué et surtout lorsqu'il existe des vomissements, le moyen de traitement le plus efficace consiste assurément dans l'usage des affusions d'eau froide sur tout le corps, ou des immersions courtes et répétées dans un bain froid, comme le faisait Récamier, et comme nous l'avons fait après lui, depuis environ trente ans, avec des succès presque constants. Nous avons donné, en conséquence, un assez grand développement à ce qui en concerne l'application.

Nous avons enfin passé en revue quelques moyens récemment préconisés contre les dyspepsies graves ou rebelles, tels que la strychnine, la chair crue et hachée du mouton ou du bœuf, l'usage du suc pancréatique, du suc gastrique et de la bile. L'utilité de ces moyens nous a paru fort incertaine, si l'on en excepte l'usage de l'extrait de fiel de bœuf dans quelques cas où l'insuffisance de la bile était constatée par une légère teinte ictérique des téguments, et une décoloration sensible des matières fécales. Mais souvent alors le foie est malade de son côté.

La dyspepsie de moyenne intensité et de longue durée est une maladie très-fréquente. C'est celle des gens qui digèrent habituellement avec peine, vaquent encore à leurs occupations, ayant, par intervalles, des recrudescences qui les constituent réellement malades ; mais qui, en définitive, ne menacent leur vie ni prochainement ni dans l'avenir. C'est chez eux surtout que les symptômes de l'hypochondrie viennent s'allier souvent à ceux de la dyspepsie.

De là l'indication particulière d'agir sur leur imagination, en même temps qu'on les soumet au traitement ordinaire de la dyspepsie. Dans ce but, il convient de leur indiquer un remède dont la *nouveauté*, la *singularité*, le *nom* même au besoin devra les frapper, et qui présenterait quelques difficultés actuelles dans son emploi, comme la saison, l'espace à franchir, pour en assurer le succès. Ce remède consistera, par exemple, dans des sucs exprimés de certaines plantes vernales ou automnales, dans le lait sortant du pis, dans l'usage abondant et presque exclusif au premier repas, des fruits rouges d'été, des raisins d'automne, cueillis le matin, couverts de rosée, par le malade lui-même, etc. Mais les eaux minérales sont, pour beaucoup d'entre eux, d'un bien plus grand secours, en partie par elles-mêmes, en plus grande partie encore par la vie toute nouvelle où le malade est placé, et qui exerce une action puissante sur tout l'organisme. (*Voy.* page 236.)

Les diathèses herpétique et rhumatismale entrent pour une bonne part dans le choix des eaux, comme aussi dans le choix du régime et des remèdes qui doivent concourir au traitement (page 239).

4° La dyspepsie, par faiblesse congénitale ou acquise des organes digestifs, est une des formes les plus opiniâtres de la maladie, surtout quand elle est congénitale; elle réclame un traitement plus sévère, plus long et quelquefois même la continuation illimitée du régime qui a amené la guérison, même dans le cas de faiblesse acquise. J'ai cru que l'exposé de la maladie du célèbre Cornaro, fait par lui-même, serait de quelque intérêt pour le lecteur, et j'en ai transcrit la partie la plus importante et la plus curieuse.

5° La dyspepsie, par irritabilité des voies digestives, réclame un choix d'aliments plus doux, en quantité moindre encore, et souvent le concours de quelques remèdes calmants.

Article 3. *Traitement des dyspepsies de formes spéciales.* — 1° *Dyspepsie flatulente.* L'exercice constitue un des points essentiels du traitement dans toutes les dyspepsies ; il est plus indispensable encore dans celle-ci, qui est surtout la maladie des individus sédentaires. Il importe, pour que rien n'entrave la circulation des gaz dans les voies digestives, que le ventre soit débarrassé de toute compression par les corsets, les ceintures, les cordons chez les femmes ; chez les hommes, de tous les vêtements qui enveloppent le ventre, gilets, caleçons, pantalons, habits ; un soutien doux et égal est quelquefois nécessaire contre le relâchement des parois abdominales. On y joint les remèdes *dits* absorbants, et surtout les réfrigérants, qui peuvent diminuer la sécrétion gazeuse et aussi le *volume* des gaz renfermés dans l'estomac et les intestins, selon la voie par laquelle ils sont administrés. — Chez quelques sujets les boissons et les aliments chauds conviennent mieux ; des topiques chauds ont été appliqués sur le ventre, dans ce dernier cas ; des topiques froids, de la glace même dans le premier. Des sondes œsophagiennes ont été introduites dans le rectum, quelquefois avec avantage, pour faciliter l'expulsion des gaz ; les frictions abdominales, prolongées, sont de quelque utilité dans le même but.

2° *Dyspepsie névralgique* (gastrique et intestinale). — Remonter aux causes qui ont amené les troubles digestifs ; si, malgré l'éloignement des causes connues, les douleurs persistent, recourir aux narcotiques, à l'opium surtout, par la bouche en particulier, peu de temps avant les repas, si les douleurs sont stomacales ; quelques heures avant, si elles sont intestinales ; si les douleurs reviennent irrégulièrement, et sans que rien indique le moment de leurs retours, il convient de n'employer les calmants que quand elles se font sentir. Si le mal résiste, recourir aux exutoires, aux topiques morphinés, au changement de lieu, aux eaux minérales.

3° *Dyspepsie boulimique.* — Régime, — Opiacés, — Exercices. (*Voy.* page 267.)

4° *Dyspepsie acide.* — Elle se révèle par l'*acidité* morbide des sécrétions qui n'en sont pas douées d'ordinaire; on la combat par l'abstinence de toutes les choses acides ou acidifiables, du sucre, du pain, et par l'emploi des substances alcalines par toutes les voies, en boissons, en lavements, en bains, par l'alimentation animale.

4° La *dyspepsie alcaline* caractérisée par des phénomènes opposés, réclame aussi des moyens opposés : boissons et aliments acidulés, diète végétale, légumes verts et fruits de la saison. — La solution faible d'acide hydrochlorique, recommandée en Angleterre contre toutes les dyspepsies, ne serait applicable qu'à celle-ci.

5° Dans la *dyspepsie des liquides*, les indications sont claires : l'estomac, qui digère les aliments solides, digère mal les liquides ; ils restent dans ce viscère en assez grande proportion pour y produire, même très-loin des repas, ce clapotement qui forme le signe caractéristique de la maladie. Le malade doit s'abstenir des *liquides*, et ne prendre que des aliments *solides* : les médicaments eux-mêmes doivent être pris sous cette forme.

C'est le plus souvent l'estomac qui est le siége de cette dyspepsie. Elle porte quelquefois sur les intestins et donne lieu à ces borborygmes humides dont les régions intestinales sont le siége, et quelquefois à une diarrhée séreuse, qui ne cède qu'au régime sec.

Chapitre IX et dernier. De la convalescence. — La convalescence des dyspepsies est d'une longueur proportionnée à celle qu'a eue la maladie elle-même. Du reste, elle est généralement plus longue et plus sujette à rechutes et à récidives que celle des autres maladies. De là l'obligation d'une surveillance plus grande de la part du médecin, et d'une soumission plus absolue du malade aux précautions et surtout au régime alimentaire, qui lui sont imposés. Il ne doit pas ignorer, et le médecin lui dira avec autorité, et lui répétera souvent, que des écarts beaucoup moindres de régime ramèneraient le mal plus intense et plus opiniâtre encore que la première fois.

TABLE DES DYSPEPSIES.

DEUXIÈME PARTIE.

Des dyspepsies habituelles.

Corbeil, typ. et stér. de Crété.

rappellerons cependant ici que la dyspepsie accidentelle, l'indigestion, n'est pas toujours d'un diagnostic facile, lors même que les aliments, ingérés en trop grande abondance dans l'estomac, n'ont pas été, en outre, arrosés par une quantité proportionnelle de vin. L'indigestion, avec et même sans ivresse, peut offrir l'apparence d'une forte congestion cérébrale, et même d'un état apoplectique, qui porterait le médecin à l'emploi des saignées générales, tout au moins inutiles dans la plupart de ces cas. Les questions adressées aux personnes qui entourent les malades mettent au moins sur la voie, et l'ingestion préalable d'une certaine quantité d'eau chaude dans l'estomac, provoquant le vomissement de ce qu'il renferme, peut lever toute espèce de doute. Après le vomissement, les symptômes plus ou moins effrayants que présentait le malade, se dissipent rapidement, et il ne reste plus que la fatigue et le malaise qui sont les conséquences ordinaires d'une forte indigestion.

Les vomissements d'aliments, qui ont lieu quelquefois au début d'une maladie aiguë, dont l'invasion a été soudaine, pourraient donner à croire, comme on l'a vu dans la première partie, qu'il n'y a là qu'une simple indigestion, et que le lendemain le malade sera revenu à la santé. Cette erreur, bien qu'elle soit sans conséquence, pourrait être imputée à faute au médecin, et, le plus communément, il lui est possible de l'éviter. Les renseignements qu'il obtient du malade lui-même et des assistants lui font connaître que le repas de la veille n'a pas été plus copieux que d'ordinaire, et qu'aucune circonstance postérieure à ce repas n'a pu le troubler. S'il apprend, en outre, que le vomissement des aliments a été précédé de ce frisson intense qui marque l'invasion de beaucoup de maladies aiguës, de phlegmasies en particulier ; que la fièvre était allumée depuis plusieurs heures quand le vomissement est survenu ; qu'à l'encontre de ce qui a lieu dans le cas précédent, le malaise, qui avait précédé le vomissement, n'a pas cédé, ni diminué, qu'il a même augmenté : il devient évident qu'il doit être rattaché à une maladie qui débute, et qu'il n'est pas le fait d'une simple indigestion. Quelle sera cette maladie qui débute? Il n'est pas toujours possible de le déterminer immédiatement ; et ce n'est pas, du reste, à ce moment, le point important. Toutefois, s'il règne une affection épidémique, éruptive, phlegmasique, paludéenne, puerpérale, c'est de ce côté que les présomptions se dirigent. Dans les cas où il n'existait, ni chez le malade, ni autour de lui, de motifs de craindre telle maladie plutôt que telle autre, il m'est souvent arrivé, quand le froid du début était intense et long, d'annoncer comme très-probable, surtout *chez les vieillards*, l'apparition prochaine des signes d'une pneumonie ; et je ne saurais dire combien de fois l'événement a justifié ce diagnostic en apparence si hasardé. Le *vomissement*, n'ayant été suivi d'aucune amélioration, n'était qu'un phénomène accidentel ; le *frisson violent* était le signe principal. Or, chez les vieillards, le *frisson violent* est un signe d'une immense valeur dans le diagnostic d'une pneumonie qui débute.

ARTICLE II.

DIAGNOSTIC DES DYSPEPSIES HABITUELLES.

Nous avons exposé précédemment (pages 69 à 85) les circonstances dans lesquelles les symptômes de la dyspepsie essentielle peuvent être voilés, et ils le sont surtout par la prédominance des symptômes généraux : c'est le premier point du diagnostic. Le second a pour but de déterminer si la dyspepsie ne serait pas symptomatique d'une maladie donnant lieu à des troubles digestifs analogues. Nous allons exposer les principales de ces maladies, et indiquer les signes propres à les reconnaître. Quelques formes spéciales des dyspepsies exigeront aussi, sous le rapport du diagnostic, des articles particuliers.

ARTICLE III.

MALADIES QUI POURRAIENT SE CONFONDRE AVEC LA DYSPEPSIE.

Parmi les maladies qui offrent des ressemblances avec les dyspepsies, nous citerons l'embarras gastrique et intestinal, la gastrite et l'entérite chroniques, les affections organiques de l'estomac et des intestins, du foie, du pancréas, des épiploons, dans leurs premières périodes surtout, certaines hernies épiploïques latentes, et le relâchement extrême des parois abdominales, chez les sujets qui ont beaucoup maigri, chez les femmes qui ont eu beaucoup d'enfants. Il n'est pas rare d'observer, dans certaines lésions aiguës et organiques du cerveau, dans les affections chroniques des poumons, dans les simples bronchites, dans la coqueluche, dans l'albuminurie, dans les affections des reins et de la vessie, dans celles de la matrice, des troubles sympathiques ou secondaires des voies digestives. Mais dans ces derniers groupes de maladies, le diagnostic n'offre de l'incertitude que par exception : aussi ne ferons-nous ici que les indiquer, et nous garderons-nous d'énumérer les signes qui les distinguent. Il en est autrement pour la première série de maladies que nous avons indiquées, et qui présentent, dans leurs symptômes, assez de ressemblance avec la dyspepsie, pour que le diagnostic rencontre souvent des difficultés réelles.

§ 1er. — Embarras gastrique et intestinal.

Les affections désignées sous les noms d'embarras gastrique et intestinal sont peu connues dans les conditions matérielles qui les constituent; mais elles sont bien connues du praticien, qui sait qu'au

www.ingramcontent.com/pod-product-compliance
Ingram Content Group UK Ltd.
Pitfield, Milton Keynes, MK11 3LW, UK
UKHW012011240726
13965UKWH00001B/292